精神医療の現実

岩波 明

角川新書

はじめに

精神医学の、あるいは精神医学風の病名や症状名は、ジャーナリズムにおいて濫用《らんよう》されることが多いし、流行語となることもある。その内容はさまざまで、実体のある病名が過剰に広い意味で用いられていることもあれば、科学的な根拠の希薄な概念が、真実であるかのように信じられている例もある。

たとえば、ＰＴＳＤという疾患があることを多くの人は知っていると思う。この病名は、日本においては、阪神淡路大震災を契機に一般に知られるようになったが、元来は欧米において、戦争と関連して形成された概念であった。

当初、今日のＰＴＳＤにあたる症例はシェル・ショック（戦争神経症）と名付けられた。戦争に従軍した兵士において、死の危険を体験すること、あるいは実際に死につながる現場に居合わせることにより、精神的に変調をきたすものが相当数生じたからである。

迫りくる砲弾の轟音《ごうおん》、味方の兵士の断末魔の叫び声、そういった死に直結した体験が人々の精神を「狂わせた」としても驚くにはあたらない。第一次世界大戦に始まり、20世紀後半のベトナム戦争、湾岸戦争などは多くの戦争神経症の患者を生み出すとともに、深刻な後遺症をもたらした。

このように戦争に直面したことによる精神的な犠牲者に加えて、暴力的な犯罪や自然災害など死に関連する「イベント」の結果生じる重大な精神変調がまとめられて、PTSD（外傷後ストレス障害、あるいは心的外傷後ストレス障害）という病名が考案されたのである。

ところが時が流れ、今日の日本においては、「子供のころ、親に何度も怒鳴られた」とか「上司に厳しく叱責《しっせき》された」といった程度の出来事でPTSDが発症すると信じられているようである。もちろん、仕事の失敗をして上司に厳しく叱責され「無能呼ばわり」されれば、強いショックを感じ、悔しくふがいない思いが長く続くことであろう。

しかしこういったことは、だれの人生にも起こりうる、当たり前の出来事であり、本来のPTSDの定義である「死に直結する」ような内容ではないことは明らかである。

最近、ある人気俳優が、「性加害」を理由にマスコミからもネット上でも糾弾された。この俳優は演技力に定評があり多くのドラマや映画に出演し、いくつかの大企業のコマーシャルも担当していた。ところがこのスキャンダルによって、ほとんどすべての仕事が白紙となり、芸能界から追放されそうな模様である。

この報道の中で、気になる点があった。被害を受けたという銀座《ぎんざ》のクラブの女性従業員がPTSDになったというくだりである。この事件を伝える「デイリー新潮」の記事を以下に示す。


その晩、香川を含む4人を接客した4人のホステスの一人を、仮に美麗さんとしておこう。目鼻立ちの整った美貌の彼女は香川にされたことが原因で、その後PTSD（心的外傷後ストレス障害）を患い、翌年5月、その場で香川の暴走を止められなかった、という理由で、クラブのママまでを民事で訴えたのだ。

……今回、本誌（「週刊新潮」）はその一部始終を目撃した同僚からも証言を得て、事実を確認した次第である。


「訴訟になっていないからいい」というレベルの行為かどうか。訴状に書かれていたのは、セクハラというレベルを超えた行状だった。

まずは訴状をもとに見てみよう。その日の午後11時ごろ、当該クラブの個室で行われたこととして、訴状にはこう書かれている。

〈訴外香川の隣にいた子が席を外したため、その席に原告が移動したところ、突然、訴外香川は、原告の服の中に手を入れ、ブラジャーを剝ぎ取った。剝ぎ取られたブラジャーは、被告及び同行の客3名に次々と渡され、全員がその匂いを嗅ぎ、いろいろと卑猥なことを申し述べた〉

〈そして、訴外香川は、原告にキスし、服の中に手を入れ、原告の乳房を直になでまわしたり揉んだりして弄《もてあそ》んだ〉

この後も記事で出来事の描写は続くが、いずれにしても被害者が性的な被害を受けたことは明らかである。その一方で、このエピソードが「死に直結する出来事」でもないことも確かである。

被害者は強いショックを受け、時間が経過してからも、憤りや憎しみとともにどうにもならないやるせない感情を持ち続けていたのであろうし、事件のシーンやその時の言葉のやり取りが何度も頭に浮かんだのであろう。これらの症状はPTSDに似ているが、定義上はPTSDではない。

この性加害のニュースは繰り返し報道されたが、ＰＴＳＤという診断の誤りをはっきり指摘した記事は、私の知る限りみあたらなかった。実は、ＰＴＳＤがらみの誤った診断に関する報道はひんぱんに繰り返されている。

最近数年にわたり、女性週刊誌を中心に、小室圭《こむろけい》氏と眞子《まこ》さんに関する記事がひんぱんにとりあげられた。その中で、やはりＰＴＳＤに関する誤った情報が報道されたことがあった。

眞子さんの場合、診断名とされたのは、「複雑性ＰＴＳＤ」である。実はこの病名は現時点で正式な病名として認められていないが、長く続く虐待や拷問によって従来のＰＴＳＤと同様の症状がみられる状態を指す。ここでは、私が「週刊文春」から取材を受けた内容が記事となっているので、その部分を示したい。

> ……報道によれば、眞子さんは、ご自身や圭さん、それぞれのご家族に対する「誹謗中傷」が続き、そう診断されるほど精神的苦痛を感じていたとのこと。ですが、具体的にどんな症状が出ていたのかは、明らかにされませんでした。
>
> 通常、ＰＴＳＤとは、１つのイベントが原因となります。たとえば、戦争、災害、

交通事故、犯罪被害といった死に直結するようなショッキングな出来事。それらをきっかけに、様々な症状が出る病気です。
一方、眞子さんが診断された複雑性PTSDは、死に直結する単回の体験ではないが、トラウマとなる出来事が長期的に何度も繰り返され、同様の症状が出る病気。虐待やDVなどの被害者によくみられます。（中略）
このようにPTSDとは本来、とても重い病気です。人前に出ることができず、ひきこもりになったり、うつ病になったりしてしまうケースも珍しくない。私は地下鉄サリン事件の被害者のその後を調査したことがありますが、多くの人が何年にもわたってPTSDの症状に苦しんでいました。
ところが結婚会見の様子を見る限りでは、眞子さんには明確な症状は認められませんでした。少なくとも、あの場に立てるだけの元気はあったわけです。
本人がつらい状況にあったことは理解できます。ですが、バッシング報道が本当にPTSDと呼べるレベルの症状を引き起こしていたのか、疑問は残ります。（中略）
あえて病名を当てはめるなら、眞子さんは「適応障害」ではないのかと思います。それなら、ストレスの原因がなくなれば、回復に向かいます。

実は、本書で明らかにしたいのは、こういった精神医学の病名の誤用そのものではない。この点については、私自身も他の専門家も繰り返し指摘してきたことであり、賢明なジャーナリストたちは、すべてではないかもしれないが、PTSDという病名の使用における問題があることを認識していることであろう。

それにもかかわらず、「何度もバッシングを受ければPTSDになる」というような記事が、どうして繰り返して報道されるのだろうか。

問題はPTSDだけにとどまらない。たとえば最近はやりの用語となった「カサンドラ症候群」という病名がある。これは配偶者、特に夫がASD（自閉症スペクトラム障害）などの発達障害である場合、その空気を読まない、人の気持ちを考えない言動によってパートナーの精神状態が不安定になるという現象を意味している。

実際、こういう状況の夫婦が外来に相談にくることはしばしばみられるが、この症候群は医学的に定義されたものではなく、マスコミ用語に過ぎないので、カルテにこの病名を記すことはない。

配偶者のASDによって苦しむパートナーが存在していることは確かであるが、当然のことだがＡＳＤではないパートナーによって苦しめられているケースも数多くみられるし、さらに「被害者」本人の要因も関連していることは明らかである。ＡＳＤだけが「カサンドラ症候群」を引き起こすわけではない。

けれども、このように「精神的な不調は、外部からの何らかの〈問題のある〉アクションが原因」と想定する傾向は、一般に受け入れられている。このような考えは、１９９０年代の米国でかなり行き過ぎた状況まで進展した。思春期になり精神的な不調、不安や抑うつなどの感情面での不安定さや解離症状を示した患者が心理療法家を訪問した際、治療者は患者の過去のトラウマ、それも本人が記憶していないトラウマを探し当てることを試みた。

その結果、少なくない例で、虐待などのトラウマが「発見」されたため、虐待を行ったとされる家族（多くが親）が糾弾され、刑事事件となるケースもみられた。ところが後の検証でこういったトラウマの多くは、悪意なく「捏造《ねつぞう》」されたものであり、事実ではなかったことが明らかになった。

あるいは、わが国における「アダルト・チルドレン」の流行もこれに似ている。うつになるのも、対人関係が苦手なのも、依存症になるのも、すべて家庭環境のせい、親の育て方が悪かったのだというのが、その考え方の基本にあった。

　ここに述べたような、精神現象に関する単純な因果論が繰り返し唱えられるのは、どうしてなのだろうか。これは本書における主要なテーマであるが、精神分析の創始者であるジクムント・フロイトによる呪縛《じゅばく》によるものに他ならない。その具体的な議論については、本文を参照していただければと思う。

　また本書においては、上記のテーマにとどまらず、最近の精神医学と精神医療における現状と課題について、臨床の現場からの声をお届けしたいと考えている。本書が精神医療の現場にいる方や、当事者、家族の人たちに多少なりともお役にたてるものとなることを願っています。

目次

第1章　医療の中の精神科

精神科の冷遇

かつての精神科、あるいは精神病院は、医療、医学の枠組みの中の存在であるにもかかわらず、常に「別枠」として扱われてきた黒歴史がある。古い話であるが、戦前、東大病院に精神科の病棟を造ろうという計画が立てられたとき、当時の医学界の重鎮であった内科の教授は、「帝国大学の敷地の中に精神病患者を収容することなどもってのほか」といって、これを決して認めようとはしなかった（このためしばらくの間、巣鴨《すがも》病院と松沢病院が、東大精神科の病棟の役割を担っていた）。

医学界の「ドン」とは、東大内科の青山胤通《あおやまたねみち》教授であった。青山を、北里柴三郎《きたざとしばさぶろう》の敵役として思い浮かべる人も多いかもしれない。精神科を冷遇したのは青山の主導によるものだったことは知られているが、その一因として彼の精神科に対する個人的な恨みが存在していたらしい。青山のベルリン留学時代のことである。同僚にやはり日本から留学していた、後の東大精神科の初代教授である榊俶《さかきはじめ》がいた。榊先生はなかなかのプレーボーイだった。留学生仲間であった森鷗外《もりおうがい》は、榊のことを次のように記している。

名を榊俶といふ。身の丈け高く色白く、洋人に好かるる風采あり。故郷一婦あるをも顧みずして、巧に媚を此少女に呈したり。（『独逸日記』、『鷗外全集』第35巻、岩波書店）

若き日の榊は、日本に妻があるにもかかわらず、巧みにドイツ女性を誘惑した。この榊の「被害者」が青山であった。青山は片山国嘉《かたやまくにか》（やはり留学生で、後の東大法医学教室教授）から紹介されたレーマンというドイツ人女性と交際していた。

ところが、たまたま出会った榊にレーマン嬢は一目ぼれをしたため、青山は袖《そで》にされてしまったという（この恋愛沙汰《ざた》については、森鷗外の日記に述べられている）。青山の精神科嫌いは、このエピソードに端を発しているらしい。

精神科や精神科の当事者に対する蔑視《べっし》の傾向は、戦後になっても改まらなかった。現在、日本の精神科の病床数は先進国の中でもっとも多いと批判されるが、実は終戦直後は真逆の状態で、精神科の病床が過少であったため、座敷牢《ろう》が使用されていたほどであった。

このため、昭和30年代には民間の精神病院が数多く設立された。ただし、行政はコストをできるだけ抑制することを図り、精神病院における医師の定数も、保険上の診療報酬も、他の診療科の3分の1以下に抑えた。「職員の定数は少なくしてやるから、低い診療報酬で我慢しろ」ということだったのである。実は、このシステムは現在でも継続しており、精神科は行政的に冷遇されている。特に総合病院や大学病院の精神科病棟の赤字は顕著で、病棟の削減や廃止が少なからずみられている。

このように、精神科の現状は、かつての行政による施策の結果といえる。精神科に限ったことではないが、日本においては、病院や診療所の多くが公的なものではない。従って病棟の転換もスムーズに行えないし、精神科においても病床を削減して地域の居住施設などを充実させるといった政策もなかなか実施が困難なのである。

最近になり、精神疾患に対する社会的な差別は、以前よりは少なくなったようであるし、偏見が和らいでいる面も確かにある。しかし医療現場では、しばしば「差別」が先鋭化する。たとえば、精神科の患者さんが身体合併症を発症した場合があげられる。もし、精神疾患を持つ当事者に手術を必要とする外科疾患がみられる場合、どの病院が対応してくれるのだろうか。行政はこうした合併症医療の枠組みを作成しているが、受け入れる病院がすぐに見つからないことはまれではない。大学病院や総合病院においても、精神科病棟から他の病棟に移ることを断られることも珍しいことではなく、現場の医師が四苦八苦して転院先を探していることが多い。

　この章においては、精神医学、精神医療の現場の視点から論じることにより、その現状と課題を述べていく。さらに医療全体や社会的な枠組という視点から、精神科のあり方を論じていきたい。

医師不足

　新型コロナウイルス感染症の問題が起こる以前から、繰り返し病院における「医師不足」の問題が指摘されてきた。特に産婦人科医、小児科医の不足が言われることが多かったが、他の診療科も人ごとではない。

　ここで注意が必要なのは、医師不足が問題となっているのは、ほとんどの場合、「診療所」ではなく「病院」であることだ。また多くの場合、都市部においては医師の数は比較的充足している。医師不足は、都市部ではなく地方の問題であり、地方の中核的な病院の診療を担う医師が不足していることを意味している場合が多い。

　この医師不足の問題が議論されるようになってきたのには、いくつかの要因があげられる。一つは大学病院に関連する問題点である。かつての日本の医療においては、大学病院の人事権が強く、医師を地方の病院に半ば強制的に派遣することが可能だった。つまり大学の医局が、企業でいえば人事部的な役割を担っていた。今でもこの「慣習」は、少なからず持続している。

いわゆる「白い巨塔」的な医局は、現在でも地方で散見する。「医局の方針に従わないと、この地域では診療させない」という厳しい内規を決めている場合もみられる。しかしあらゆる大学のすべての診療科で、医局が強い力を持っていたかというと、必ずしもそうではなかった。実際には都市部よりも、一県一医大など大学病院の数が限られている地方において、より医局の支配は強いようだ。

一般に、地域の中心地に立地する大学病院は、診療科の医局ごとに多くの「関連病院」を持っている。大学病院から関連病院へは、数年交代で定期的に若手の医師が異動する。これは会社で言えば、中央にある本社と、現場にある出張所や支社との関係に似ている。地方では、一つの県に大学病院一か所しかない場合が大部分であるため、大学病院の教授はその地域の「君主」のような存在にもなりうるのである。

このような若手の医師の循環の仕組みを「ローテート」と呼ぶことが多い。若手は、大学病院で数年過ごした後、多くは地方にある関連病院にローテートをし、一定の期間の後に大学にもどることが多いが、そのまま地方の病院に残ることもあれば、別の勤務先に「逃げて」しまうこともみられるのは、サラリーマンの世界と変わりはない。

このような医局による若手医師の派遣制度は批判されることもあったが、うまく機能していれば、若手の臨床研修という側面に加えて、地方の医師数の充足につながっていたのであり、良い側面も少なくなかった。

けれども最近は若手医師の大学離れが進み、大学医局の意向に従わない例や、そもそも大学病院で研修を行わないケースも増えてきているため、ローテート制度が機能しないことが多くなった。医局から派遣する若手がいないということで、関連病院に人を送れないことがまれではなくなってきた。

こうした状況の中で、大学の医局による地方の医療の「支配」を変えようとしたのが、厚生労働省（以下、厚労省）である。厚労省は、２００４年に始まった医師の新臨床研修制度を、大学病院の弱体化のために巧妙に利用した（さらに現在では、医師の専門医制度を同じ目的のために、使用している）。

以前は医学部を卒業した若手の医師は、その直後に自分の専門科を決めて大学の医局に所属することが普通だったが、新しい研修制度では2年間の研修期間に様々な診療科を経験することが義務化された。この制度によって新人医師の大学離れが加速した。なぜなら、若手の医師を即戦力として欲しい市中病院の多くがこの研修制度に参加し、高い報酬で研修医を集めたからである。

新臨床研修制度が定着するに従って、地方大学においては卒業生の1〜2割しか出身大学に残らず、都市部の市中病院を研修先に選ぶことが珍しくなくなった。市中病院が高額の給与で若手の医師を「一本釣り」することもみられているし、行政側が市中病院への研修を推進するケースもみられた。このため大学病院に所属する若手の医師数が少なくなり、医局から地方や僻地《へきち》の病院に派遣することが難しくなったのである。

このため、地方の基幹病院においても一部の診療科を閉鎖したり、病棟を閉鎖して外来のみとしたりするケースが多発した。さらに大学の医局本体も人手不足になり、外部の病院に勤務している医師を呼び戻す例もみられた。つまり医師の新臨床研修制度によって、地方医療の「過疎化」はさらに進んだ。地方の医師不足という状況は、実は行政の施策によって加速されたのであった。

行政当局が大学病院の医局制度を変えていきたいと考え、それに沿った政策を行ったことは、一定の効果がみられたと思われる。しかし問題なのは、行政が最終的な医療のグランドデザインを持ち合わせていない点である。単に大学病院の力を削《そ》ぐだけでは、地方の医師不足を助長するだけの結果に終わり、その先の改善策は示されていないし、地方の医師不足はまったく解消されていない。

女性医師の問題

医師不足に関しては、医師の都会志向や行政による大学病院の弱体化の影響などの要因以外に、多くの論者が見落としている点がある。それは女性医師の問題である。それぞれの医学部によって数字はさまざまであるが、医学生の半数近くを女性が占めている大学もある。

女性医師の増加が、医師不足と関連していることは明らかである。大部分の女性医師は妊娠、出産をきっかけとして第一線を退いてしまうという現実がある。育児をしている女性は、「きつい」勤務や当直の多い勤務につこうとはしないし、現実的にも難しい。これは当然のことであるが、現状では、女性医師の比率が増えるほど、医師不足が助長される。

一般の人からすれば、多くの会社で、女性社員は出産してからも勤務を続けているのだから、病院でも可能ではないかと考えるかもしれない。そこで改めて考えてみると、病院勤務の「特殊さ」が女性医師の勤務の継続を妨げていることがわかる。

まずあげられるのは、医師の定員の少なさである。一部の大学病院などを除けば、一つの診療科に所属する常勤の医師数は5名から10名程度である。2〜3名で運営している診療科も珍しくはない。この人数で外来、入院、当直のすべてをこなしていかないといけない。

病院全体でみれば、医師の数は100名を超えることもあるが、他科の診療をすることはできないため、個々の診療科ですべて対応する必要がある。また多くの病院では残業が当たり前になっており、当直も週に1回以上の割り当てをされる。通常、土日も交代で当直の当番がある。このような勤務状況を当たり前としている限り、子育て中の女性が常勤医の職を続けるのは困難なことが明らかである。

数年前に、文部科学省幹部の子弟による医学部への不正入学が発覚した。これは文部科学省（以下、文科省）の補助金と自分の息子の入学をバーターした不正事件だった。当時の新聞記事は以下のように伝えている。

文部科学省の大学支援事業をめぐり、東京医科大学（東京都新宿区）に便宜を図る見返りに、受験した息子を合格させてもらったとして受託収賄容疑で前科学技術・学術政策局長、佐野太《ふとし》容疑者（58）が逮捕された事件で、佐野容疑者に便宜を依頼したのは同大の臼井正彦理事長（77）だったことが5日、関係者への取材で分かった。鈴木衛学長（69）も関与したといい、2人はいずれも東京地検特捜部の調べに容疑を認めているという。特捜部は捜査に協力していることや高齢などを考慮し在宅で調べている。

関係者によると、臼井理事長は昨年5月、東京医科大を私立大学支援事業の対象とするよう当時、官房長だった佐野容疑者に依頼したという。謝礼として、今年2月に入試を受験した佐野容疑者の息子の点数を加算し、不正に合格させた疑いがあるという。

（産経新聞ニュース　2018年7月5日）

ところがその後の調査で、東京医大が入試の採点において、女性の受験者や多浪生に対して不利になるように得点の操作をしていることが判明すると、元々の収賄事件はわきに追いやられ、女性に対する「医学部入試の差別問題」にマスコミや一般の人々の関心がすり替えられた。

その後、文科省は全国の医学部を調査し、多くの私立の医科大学で、東京医大と同様の「女性差別」が行われている実態が明らかになった。これに対して女性の受験生が大学側を訴えたり、「不正入試」により不合格となった受験生を救済するための措置がとられたりするなど様々な動きがとられた。

文科省とすれば、こうした「差別」の実態を以前から把握していたにもかかわらず、異例とも言える厳しさでペナルティを科して各大学に対応を促した。これは元の収賄事件を隠蔽《いんぺい》し問題をすり替えたわけであるが、文科省からの補助金を数十億も減額された大学もあった。その後世論も、この問題を「女性差別」の典型的な問題として大きく盛り上がった。朝日新聞の社説は、以下のように述べている（朝日新聞digital ２０１８年８月３日）。

女性の社会進出の道を、こともあろうに教育に携わる者が、不正な手段を使って閉ざす。事実であれば許しがたい行いだ。

東京医科大が、入試で女子の得点を一律に減らし、男子の合格者が７割以上になるように操作していた疑いが浮かんだ。同医大の関係者が認めた。

実際、今春の合格者は８割が男子だった。入試の募集要項に男女比に関する記載はない。このようなあからさまな差別が、いまの時代にありうるのかと、驚きを禁じえない。

文部科学省が定める大学の設置基準は、入試を公正・妥当な方法で行うように規定する。また、大学が定期的に受けなければならない第三者機関の評価でも、選抜の基本方針の明示などが基準に盛りこまれている。大学の存立をゆるがす不祥事と認識しなければならない。（中略）

女子受験生の点数操作は遅くとも2010年ごろから続いていたとみられる。いったい何人が不当に不合格にされたのか。どのように謝罪し、救済の措置をとるのか。大学は早急に考えを示す必要がある。

大学関係者は「女性は出産や子育てを機に、医師をやめるケースが多い」として、系列病院などの要員不足を防ぐための「暗黙の了解」があったと話している。教育機関としての使命を放棄した、あまりに身勝手な理屈と言うほかない。（後略）

しかし現場の実態を見ると、このような「正論」は、医療現場を知らない人の「机上の空論」にしか聞こえない。私の所属する大学病院における実例をあげてみよう。平成20年から同29年の10年間に、昭和大学の精神科では、計１０３名の新人を医局員として採用した。その性別は、男性68例、女性35例であった。彼らの多くは2年の臨床研修の終了後、医師となって3年目の人たちであったが、一部は他の診療科から進路を変更してきた人も含まれている。

この中で一番若手である平成29年に入局した医師も、この原稿を執筆している時点で臨床研修医として2年、精神科医として5年の経験を積んでおり、中堅として働きざかりの年代である。この35名の女性医師の勤務状況を調べてみた。

その結果、病院などにおいて常勤医として勤務を継続している女性医師は、35名中５名に過ぎなかった。ここでいう常勤医とは、週5日のフルタイムの勤務に、週1回程度の当直を行っているものを指す（これが平均的な中堅医師の勤務状態である）。この5名の中で既婚者は1名のみで、子供を持つ医師はなかった。他の30名の医師はどうしているかと言えば、週に1～2日非常勤医として仕事をしている人が大部分であった。これは一つの大学病院の特殊なケースではない。ほとんどの病院のほとんどの診療科において同様の状況がみられている。

つまり現在の日本の医療体制の下においては、子供を持つ既婚女性が一般的な勤務を継続することが著しく困難なのである。

女性医師においては、本人の意向にかかわらず、休職や離職となることが多いのは事実である。他の多くの職場と同様に、家庭や子供を持ちながら仕事を続けられる環境が、医療現場に整っていないからである。

外来診療をしているときに、保育園から呼び出しがあったら、どうすればいいのだろうか。ピンチヒッターの医師をみつけるのは容易なことではない。かといって、そういった際に親や他の家族に頼める人も必ずしも多くはない。また専門性の高い診療をしている場合、だれかに代わってもらうこと自体も難しい。

当直も大きな問題である。５人程度の診療科では週に１回以上の当直業務は必須であり、一人でも抜けると他の医師にかかる負担が大きくなる。こういった環境面の整備をしていかない限り、いつまでたっても女性医師の問題は解決しない。

また多くの医療機関においては、９時～５時での勤務ということはありえない。臨床の業務で残業することは珍しくないし、症例検討会など多くの会議が５時以降に設定されていることも多い。育児をしながら医師として働くという環境は、整えられていないのである。

こういう状況において、病院や雇用者側の対応策がまったくないわけではない。施設によっては、妊娠や育児中の女性医師の当直を免除することや、勤務時間を短縮するなどの対応を行っているケースはみられる。しかしながら、たとえ一時的に当直を免除しても、それには限界がある。いつまでも他の医師の負担に甘えるわけにはいかないし、勤務制限が必要な女性医師が複数になれば、ますます解決は困難になる。

個人や一施設の努力には限界があるのが明らかであり、たとえば教職における代用教員のようなシステムを設立していくことが必要であろう。

このように、女性の医学生を増やす前に行うべきことは実は山ほどある。そしてその多くは行政マターである。文科省は医科大学の入試を「不正」と断定して処分を下したが、問題の根幹は女性医師の就労環境を整えようとしない点にある。政府は「男女共同参画社会」を言い、少子化対策を提唱しているが、医療の現場を見ると働く女性に対する配慮は心許《こころもと》ないか、あるいは何も行われていない。

「やまとなでしこ」幻想

ここではある優秀な女性の医師について、そのキャリアの経過について述べてみることで、女性医師の問題をさらに検討してみたい。水谷由美子さん（仮名）は、四国地方の県立高校の出身で、地方にある医科大学を卒業し、関西にある私立大学の医局に入局した。

人柄は穏やかで、仕事にも勤勉な水谷先生は、医局の仲間からも受け入れられ、本人もかなりの努力をしたこともあって、女性ながら大学病院の講師に就任した。これはなかなかまれなことだった。

この時点で水谷さんは、30代の半ばで独身だった。その後、主任教授の勧めにより、水谷さんは米国に2年間留学し、そこでも業績をあげた。大学病院の医師、あるいは研究者として、彼女には明るい未来が待っているはずだった。

留学から帰国後しばらくして水谷さんは、大学病院の分院の准教授となり、小規模ながら医局の運営を任された。ここからが彼女の苦労の始まりだった。病院の仕事は問題なくこなせていたし、研究や論文の執筆も楽しかった。

問題は彼女のプライベートにあった。水谷さんは留学中に外国人男性と婚約したが、長続きせずに別れてしまう。その後、日本においてスポーツジムで知り合ったＩＴ系の会社に勤める男性と短い交際期間をへて結婚し、間もなく長男を出産した。

結婚してわかったことは、夫がまったく家事も育児も手伝ってくれないことだった。それどころか、彼女が病院の仕事で疲れ果てて帰ってきても、夕食の準備をしないと文句を言うし、育児もろくに手伝ってはくれなかった。

結婚する前に夫は家事も育児も分担すると話していた。半分半分とはいかないまでも、ある程度は手伝ってくれるものと、水谷さんは思っていた。しかし、それはまったく甘かった。流しに立つのは男のすることじゃない、そういって夫は炊事を手伝おうとはしなかった。水谷さんがアルコールとつまみを用意しないと、途端に不機嫌になった。

夫のする手伝いと言えば、せいぜいゴミ出しくらいだった。それも彼女がゴミをまとめてゴミ袋に詰めるまでしないと、自分でやろうとすることはなかった。育児でも同様で、夫に頼めるのはせいぜい、用意したミルクを子供に飲ませることくらいだった。仕事で早出が必要となり保育園へ送ることを頼んだ時も、露骨に嫌な顔をされた。

水谷さんは必死にがんばった。ようやくつかんだ結婚生活である。仕事のキャリアも手放したくはなかった。じっくりと仕事をする時間の余裕がないため、日中はキリキリするくらい必死に仕事に取り組んだ。余計なことはできるだけ切り捨てていったが、病院の会議や患者の急変などもあり、定時に帰宅できないことも多かった。

病院から小走りに最寄りの駅に行き、混んだ電車に飛び乗る。ターミナル駅で乗り換え、自宅近くの駅で降り、時間を気にしながら保育園に子供を迎えにいくが、保育園に時間ぎりぎりで到着したころには、くたくたになっている。

しかし彼女の「仕事」はこれで終わらない。買い物をし、炊事をし、その間に子供の面倒をみないといけない。日によっては、病院の業務を持ち帰り、子供を寝かせてから文献を読み書類を作成しないといけなかった。

こうした生活をこれから何年も続けないといけない。そう思うと、水谷さんは絶望的な気持ちになった。キャリアへの未練はあった。このまま実績を積み重ねれば、主任教授への昇進は難しくても、今よりさらに重要なポストにつけるかもしれない。大学としても、女性の管理職を積極的に登用していた。

しかし体力は限界にきていた。ある朝、疲れきった彼女は、ひどいめまいを感じ起き上がることができなかった。そのまま横になってしまい、彼女は子供とともに眠り続けたのだった。夫はまったくあてにできなかったし、頼れる家族もいなかった。この日をきっかけにして、ついに水谷さんは大学をやめることを決心した。受け入れてくれる病院を自分で探して交渉し、自宅のそばの病院に週に4日、9時から15時までの時短で勤務することとなった。収入は下がったが、保育園から連絡があったときには、勤務を早退することも認められた。

優秀な女性医師であっても、取り巻く壁は大きい。「ガラスの天井」どころか、明らかな壁が無数に存在している。医学部の入試に、女子学生を多く合格させればよいという単純な話ではないのは明らかである。むしろそういった問題提起は、本当に重要な問題の「目くらまし」になってしまっている。大学入試における「不正」を論じるマスコミは、このような問題が存在していることをしっかり報道してほしい。

男性優位の日本社会においては、いまだに「やまとなでしこ」が女性の理想的な姿であるという幻想が根深くある。一歩下がって男性を支えるという女性像が求められている。しかし「女性差別」の現実を変えていくには、男性を上位に置くことが当たり前という考え方を変えていくことが求められている。

病院の受け入れ拒否

以前より、救急病院などにおいて、患者の受け入れを拒否されたという報道をよくみかける。最近の報道でも、患者のたらい回しというニュースが多い。コロナ禍の中で、このような状況はさらに助長されている。医師不足によって重症例を治療できる施設が十分でないことがその原因の一つであるが、それ以外の要因も存在している。

実は、救急医療だけでなく日常の診療においても、受け入れ拒否はまれではない。しばらく前のことであるが、次のようなケースがあった。ある外科病院に入院中で抗がん剤によって治療中の女性患者が、私の勤務先の精神科に夜間に入院となった。幻覚を伴う興奮状態がみられたためである。医学的には「せん妄」と呼ばれる状態だった。

幸い興奮状態は短期間で改善したが、がんに対する治療を継続する必要があり、精神科の病棟ではこれはなかなか難しい。このため元の病院に連絡したが、精神科がないため受け入れはできないと断られた。そこで私は同じ病院の外科に転科を依頼した。

ところが、外科医からは冷たい返事が返ってきた。「すでに手術は無理な状態なので、受け入れられない」というのである。その後上席の外科部長とも交渉したが、空きベッドはあるにもかかわらず、彼は頑として受け入れを拒否した。このときは最終的には、元の病院の主治医が別の病院の外科への転院を決めてくれて事なきを得た。別な例になるが、大量の消化管出血を起こし、緊急の処理を必要としている精神科の入院患者について、院内の他の診療科からは、精神疾患だからと病棟の移動を拒否された経験もある。

外科としては、手術の適応もなく、治療のやりがいもない「後始末」のみはごめんだというのが本音であろう。しかし患者や家族にしてみれば、たとえがんの末期だとしても、きちんと身体的な治療を受けられる施設で治療を受けたいと考えるのは当然のことであり、一般の人からみれば、外科のロジックが「勝手な理屈」であることは明らかである。

しかし現実には、病院側がリスクの高いケースや難易度の高い患者を避けたり、あるいは独自の基準で選別を行うことは普通にみられている。精神疾患を持つものは、それだけで受診拒否の対象となることも多い。しかしそうした患者の「選別」は、ある程度必要となる場合もあるので、問題は複雑である。

コロナ禍でも、同じようなことは起こっている。精神科の入院患者さんがコロナ感染症に罹《り》患《かん》した場合、東京都では合併症医療を担当する松沢病院などへの転院が可能である。しかし実際のところ、パンデミックの状態になると、すぐに満床となり転院が困難なことが多い。その場合、精神科からはコネクションのある総合病院に依頼をすることになるが、患者さんが徘徊《はいかい》する可能性があるので、その患者を担当する看護師を1～2名常駐させてほしいという、現実的には不可能な条件をつけられたこともあった。

実際、病院のマンパワーで処理できないケースを引き受け、治療に失敗し、後で法的責任を問われることも起きている。このような患者の受け入れに関する事態を解決する妙案はないが、現実的に可能である方策としては、日替わりに大学病院などの当番病院を決め、そこに開業医も含めた医師を集結させ、救急患者を含めた入院の依頼についてはすべて受け入れる制度を作ることだろう。もちろんこれには、行政における施策が不可欠である。

メジャーとマイナー

メジャー、マイナーと言えば、まず思い浮かぶのはプロ野球のことであろうが、この言葉は、他にもさまざまな使われ方をしている。巨大な国際石油資本のこともメジャーと呼ぶし、単に、「有名である」「知名度が高い」ことを意味する場合もある。「メジャーデビューした」とか、「音楽界ではマイナーな存在」といった用い方である。

一般には知られていないかもしれないが、医学の専門分野にも、メジャーとマイナーがある。メジャーな分野と言えば、内科、外科、小児科、産婦人科が含まれ、当然のことながら、精神科はマイナーな診療科であった（マイナーな科のことを、ドイツ語で「クライン」と呼ぶこともある）。

ここでのメジャー、マイナーは医学の中での「重要性」を示している。ひいては医学界における発言力、政治力にも関連する。かつての医師国家試験においては、メジャーな科目からは毎年出題されていたが、精神科などのマイナーが試験科目となるのは、数年に1回であった（現在の制度は異なっている）。

ところが、最近になり、状況に大きな変化がみられている。メジャーの診療科からみれば「極北」に位置していたマイナーな精神医学が、にわかに日の目を見ることになった。以前の精神科は、世の人々からも、マスコミからも、どこか「きわもの」扱いをされていたことを思うと、隔世の感がある。

過去の時代において、精神科と言えば、僻地にある収容所のような巨大で陰鬱《いんうつ》な精神病院や、犯罪事件のコメンテーターとして登場する、どこか常軌を逸した精神医学者たちの姿などが思い浮かんだ。精神病院は「番外地」であり、「メジャー」な新聞社の記者が、都内の精神病院に潜入取材したこともあった（今でもこういった主旨の記事はしばしばみかける）。森達也さんの著作『東京番外地』（新潮文庫）にも、松沢病院が番外地の一つとして登場している。

精神科に関する世の中の流れが、大きく変わったのは、1990年代の後半である。精神疾患や精神医学に関連する話題が、新聞やテレビ番組などでひんぱんにとりあげられるようになった。この時期には「うつ病」が主なテーマとして取り上げられたが、2000

年以降は、さらに「発達障害」に関するものが加わっている。

最近、私が驚いたのは、一般の経済誌が精神科に関する記事をひんぱんに扱うようになった点である。「孤独」という用語は本来日常用語であるが、それを学問的に検討するならば、たしかに精神医学や心理学における分野の題材である。ところが驚いたことに、わが国の代表的な経済誌の「週刊東洋経済」は、2018年11月3日号の特集として「孤独」を扱った。つまり、「孤独」は経済学のテーマとしても重要なものであると認識されたのである。

さらに同じ雑誌の2021年1月30日号では、「消える仕事・残る仕事」という特集を組んでいるが、その中で、精神科医・心療内科が、データサイエンティストに次いで「残る仕事」の第2位にランクされていたのは意外であり衝撃的であった。

医局とは？

ベストセラーになった『チーム・バチスタの栄光』（宝島社文庫）など、医師でもある海堂尊《かいどうたける》氏による医療ミステリーシリーズは、千葉大学と思われる大学病院を舞台としている。その主人公の一人の田口公平は特別愁訴外来を担当する神経内科医で、お人好《ひとよ》しで他人を疑うことができない好人物である一方、大学病院の「医局」をうまく生き抜くしたたかさを持った人物でもある。

臨床能力も研究業績もぱっとしない田口は、大学病院で生き残るために、ひたすら医局の雑用を行うことに専心してきたと述べている。その功績が認められて、田口は講師職を得ることができたのだという。

一般の人は意外に思うかもしれないが、どの大学病院のどの医局においても、医局は雑用の宝庫である。というのは、大学の医局に課されている業務は多岐にわたるにもかかわらず、ほとんどの場合、それに対応する事務職員は配置されていないからである。

医局や教授室には、病院の経費ではなく、医局の研究費などで雇った医局秘書の女性がいる場合も多い。彼女たちは大きな戦力になる場合もあるが、腰掛け程度のこともあり、また病院の正規の職員ではないため、その仕事にはかなりの制限がついてしまう。

大学病院の医局で行う業務は、幅広い。病院における臨床業務が仕事の中心ではあるが、教育にもかなりの時間をとられる。一般の大学における授業と言えば、講義やゼミを連想する人が多いかもしれない。ところが、医学部における教育の中心は臨床実習である。医学生は3~4人がグループとなり、各診療科を1~2週間ずつ回って幅広い知識を得るようになっている。

このため、大学病院の医師は、常時、実習の学生を受け入れて指導や教育をしているのである。こうした若手の教育には熱心な医師もいれば、まったくやる気のないものもいる。けれども最近では、学生が教員を評価するというシステムが導入されているため、手を抜くわけにもいかない。

病院に実習にきているのは、医学生だけではない。私の勤務する昭和大学で言えば、看護学生の他、ＰＴ（理学療法士）やＯＴ（作業療法士）をめざす学生も実習にきている。さらに臨床研修医も１～２か月で交代していくため、医師ではあるが立場的には医学生とあまり変わりがない。こうした実習生たちの管理と指導は、大学病院の医師の duty となっている。

研究については施設ごとにかなりの濃淡がある。最近では、大学病院の教育職員は任期制になっていて、一定の業績をあげないと雇用が継続しないとしている場合が多い。このため研究志向のあまりない医師でも、ある程度、学会発表や論文の執筆を行わなければならない。

こうした教育、研究業務に加えて、医局には多種多様な管理業務が存在している。昨今、病院の中ではいくつかの講習を聴講することが義務化されている。医療安全、感染、人権などの講習である。多忙な医師や元来ルースな医師は、決められた講習に欠席することがよくみられるが、医局はそうした医師を管理してしっかり出席させないといけない。

講習会より重要度は下がるが、医局を中心とした研究会や講演会もひんぱんに催されている。こういった会合に「人集め」をすることは、医局の重要な役割である。また数年前に新専門医制度が設立されてから、さらに医局の雑用は多くなった。診療科によって異なるが、新人の医師は3〜5年程度、専門医としての資格を取得するために、このシステムに組みいれられる。

医局に対しては、このシステムの若手医師たちの研修先確保や研修の進捗《しんちょく》状況を適宜チェックしていくことが求められている。きちんと研修を進めている人に手はかからないが、いつまでたっても、必要な情報をウェブ入力しないなど、困った先生方も少なからず存在するのが現状であり、何度も連絡をしないとならない。

ここに記した以外にも、医局の役割は数多い。学会や研究会の開催、新薬の臨床試験の実施など多岐にわたった活動が求められ、しかもその多くは地味な単純作業であることが多い。こういった日の当たらない作業を黙々とこなす人は少ないので、『チーム・バチスタ』に登場する田口医師のような人は、臨床の手腕が充分ではなくても重宝されるのである。

「白い巨塔」再考

山崎豊子《やまさきとよこ》さんの小説『白い巨塔』の連載が始まったのは1963年で、今から60年ほど前のことになる。それにもかかわらず、現在でも共通の課題は多い。最近私の勤務先の大学の教授会で新任教授が挨拶《あいさつ》をしたが、「教授会と言えば『白い巨塔』のイメージが強くて、ここに出席するのが少し恐ろしかったです」と述べていたことは記憶に新しい。

ご存知の人も多いと思うが、『白い巨塔』の物語は医学部の教授選や医局制度のあり方、医療ミスの問題など多くのテーマをはらみながら進行していく。が、主人公の外科医である財前五郎に関しては、野心に燃え上昇志向の強いヒール役と認識している人が多いようである。確かに財前は開業医である義父の財力によって教授選を勝ち抜いた上に、自分の医療ミスを認めようとしない不誠実な人物のように描かれている。

しかし観点を変えれば、地方の出身で貧しい生まれの彼は苦学して現在の地位をつかんだ苦労人であり、外科医としての腕も並外れている。その財前に嫉妬《しっと》して、財前の昇進を阻もうとした上司の東《あずま》教授こそまず咎《とが》められるべきであろう。

上司の東が財前を支持していれば、泥沼の教授選とはならなかったのではないか。さらに裁判となった「医療ミス」に関しても、実は責任は財前だけにあるわけではない。臨床的に見れば、患者の胃がんの肺転移を見落とした責任は、むしろ小説での中では誠実な医師という立場の内科医の里見にある。里見は患者の初診医であり、十分に精査をしてがんの転移も発見すべきだったのであるが、これを見逃したまま外科にコンサルトしたのである。

財前五郎の栄光と没落の物語は、スタンダール『赤と黒』の主人公ジュリアン・ソレルの生きざまと重なるところがある。貧しい生まれのジュリアンは貴族の令嬢を恋人とし軍の騎兵隊中尉までのしあがるが、やがて刑場の露と消えた。自らの才覚と外科医としての能力によって無理を重ねてトップの地位を得た財前だったが、予期しない医療ミスに関する裁判で足をすくわれ、病のために憤死したのであった。

それでは、現在の医学界に財前は存在するだろうかというと、なかなかこういう人物が存在しづらくなったのは確かである。たとえば、教授選についても、有力候補が競い合って派手に進行することは少なくなった。

現在の教授選は地味に静かに進行し、怪文書が出回ることもまれにあるが、あまりパンチの利いたものは見たことがない。現在では派手な選挙活動はかえってマイナスに評価されることが多いからである。とはいっても選挙にはハプニングがつきもので、医学部の幹部が予想もしなかった人が教授に選出されてしまうこともまれではない。このため、選挙をなくしてしまう大学も増えている。

第2章　流行の病

精神疾患の流行

１９９０年代の末ごろから、精神疾患の「流行」というべき現象がみられるようになった。時代的な背景としては、阪神淡路大震災とオウム真理教事件という二つの重大な出来事がきっかけとなっているように思える。振り返ってみれば、前者は１９９５年１月の出来事である。またオウム真理教は１９８０年代後半から様々な凶悪な犯罪を起こしていたが、最悪の結末となったのが１９９５年３月の地下鉄サリン事件であり、これは大震災の2か月後のことであった。

理由は単純化できないが、この時期から精神科の受診者数は顕著に増加した。同じ時期に、バブル崩壊後の金融危機など、経済界の問題が先鋭化したことも当然ながら関連している。阪神淡路大震災によって「災害による心の問題」がクローズアップされ、「ＰＴＳＤ」「トラウマ」といった用語が話題に上るようになった。

オウム真理教事件の影響は様々であり、簡単に要約することは難しいが、宗教的な理想を持った集団が過激なテロ組織に変貌《へんぼう》していたことは大きな衝撃であった。蛇足になるが、私自身、地下鉄サリン事件の被害者を対象とした研究に参加し、彼らの後遺症状の評価を行ったことがある。事件から5年以上が経過した時点であったが、後遺症としてのPTSD症状と視覚機能の障害は、多くの被害者で持続していた。

この当時、精神医学の「広汎化《こうはん》」あるいは「一般化」とでもいうべき状況が明らかになりつつあった。都市部を中心に精神科のクリニックの新規の開業が増え、うつ病を中心とした「心の病」に関する啓蒙《けいもう》がさかんに行われるようになった。新規の薬物の発売元である外資系の製薬会社による宣伝活動もひんぱんとなった。

同時に、日本の雇用制度の崩壊による影響が明らかとなった。終身雇用を前提としていた日本企業が、リストラを名目に「使えない」人員を簡単に切り捨てるように大きく方向を転換したのである。不安定な雇用状態は、当然ながら勤労者における精神疾患を誘発するきっかけとなり、うつ病や自殺の増加につながった。90年代の後半から自殺率が急増したことは、記憶に新しい。

新型うつ病

精神疾患が広く一般に浸透することは、啓蒙的な意味合いも持っていたが、多くの予期しないマイナスの作用をもたらした。精神疾患や精神現象に関連する「キーワード」が、ひんぱんにマスコミにとりあげられるようになったのである。この中には医学的に意味のあるものもあったが、まったくのフェイクとしか言いようのないものまでみられた。

一方で、世界的にみれば、精神医学はすでに「メジャー」な存在であった。WHO（世界保健機関）のホームページには、病気の社会的な重要度に関する報告書が掲載されている。ここで、用いられているのは、DALY（障害調整生命年）という指標である。これは、ある疾患による死亡と障害による損失の和を示し、疾患の社会的な重要性を推計した値となっている。WHOの保健政策には、DALYが基礎資料として用いられている。

WHOの予測によれば、2030年において、すべての疾病の中で精神疾患のDALY値が最大であり、特に先進国においては、あらゆる疾患のDALYの合計の30％近くが精神疾患であるという驚くべき結果が示されている（中でも重要性の高いものは、第1位がうつ病で、次がアルツハイマー病などの認知症である）。【表1】

こうした事実は、うつ病や認知症がいまだにその原因が明確にされていないこと、特効薬的な薬剤が開発されていないことに起因している。またそのために、いまだに怪しげな病名や治療法が、大きな顔をしてまかり通っているのである。

表1　健康な生活を障害する疾患（WHO）

a. 世界全体

	疾病	%DALY
1	HIV・AIDS	12.1
2	単極性うつ病	5.7
3	虚血性心疾患	4.7
4	交通事故	4.2
5	周産期疾患	4.0
6	脳血管障害	3.9
7	慢性閉塞性肺疾患	3.1
8	下気道疾患	3.0
9	聾（成人発症）	2.5
10	白内障	2.5

b. 高所得国

	疾病	%DALY
1	単極性うつ病	9.8
2	虚血性心疾患	5.9
3	アルツハイマー病等の認知症	5.8
4	アルコール使用障害	4.7
5	糖尿病	4.5
6	脳血管障害	4.5
7	聾（成人発症）	4.1
8	呼吸器系の癌	3.0
9	変形性関節症	2.9
10	慢性閉塞性肺疾患	2.5

かつて「特殊な」患者のための「マイナー」な医学とされた精神医学は、いまや万人のための重要な「メジャー」な分野に変貌しようとしている。このプロセスの中でさまざまな不協和音や誤解が生じているし、おかしな珍説がまかり通ってしまうこともある。

最近は減ってきたが、「新型うつ病」という病名を、雑誌や新聞の記事などでみかけることが今でもある。これは医師でもあるタレントの香山リカ氏の造語で、仕事に対して意欲がなく、うつ病として休職中であるにもかかわらず、海外旅行に出かけたり、自分の趣味の活動には積極的だったりする人があてはまるという。

結論から言えば、「新型うつ病」は、うつ病という名前がついているが、実際は「うつ病」と言えるものではない。この用語は、現在の日本の若い世代の特徴的な気質を表している点があるのかもしれないが、本来のうつ病とは、ゆううつ感、意欲の障害などの精神症状が長期間持続して出現するものであり、仕事や生活全般に影響を与えるものである。短期間のうちに精神状態が変化する新型うつ病は、そもそもうつ病とは言えない。本来のうつ病に対する誤解を助長する恐れが強いため、安易にこのような新造語を使用することは避けるべきである。

もっとも、事実としては、この「新型うつ病」にあてはまるようなケースの受診が、精神科クリニックを中心に増加してきたのは確かである。本人はうつ状態を訴えているが、日常生活は普通に送っている。遊びにも行っている。それにもかかわらず、「メンタル的に辛《つら》い」といって会社は休み、病院で診断書を書いてくれと要求する。さらに社労士と結託して、障害年金を受給させろと言ってきたりする例もみられている。彼らの多くは診断としては「適応障害」であるが、正社員の場合は、会社側は対応に苦労することが多い。

うつ病の増加

他の先進国と同様、あるいはそれ以上のペースで、日本におけるうつ病は増加している。厚労省の平成20年における患者調査によれば、うつ病を中心とした気分障害の患者の総数は、外来と入院を合わせて１０４・１万人である。この数字は平成11年と比較して、約２・４倍となっている。この数字はその後も高止まりをし、平成26年には１１１・６万人、平成29年には１２７・６万人、令和２年には１１９・４万人となっている。

注意する必要があるのは、この数字は、病院や診療所において治療をしている患者の推定数であることだ。これまでの研究では、ある時点におけるうつ病の有病率は、３％程度であることが報告されている。つまり、少なく見積もっても、日本には４００万人あまりのうつ病患者が存在しているが、治療を受けているのは、3割あまりということになる。

医学的にも、あるいは一般常識としても、うつ病は「治癒する」疾患であるとみなされてきた。症状の改善を示さないうつ病は、例外的なものととらえられることが多かった。どんなにうつ病の症状が重症で、自殺企図を繰り返したり、あるいはまったく食事がとれないような状態になったりしても、それは一過性のものであり、必ず元の「健常な」状態にもどるものであると考えられてきた。

けれども、この「常識」は実際とは異なっている。精神医学の立場からは、うつ病は「病相性」の疾患であると定義されてきた。つまりうつ病は、「うつ状態（抑うつ状態）」という病的な状態が繰り返して出現する疾患であり、いったんこの病的な状態が改善すれば、元の健康な状態にもどるものとみなされていた。

しかし現実には、きちんと治療を継続しているにもかかわらず、長期間にわたり引きこもりに近い状態を続けるうつ病患者がかなりの数存在している。現在の抗うつ薬の効果が抜群かというと、必ずしもそうは言えない。抗うつ薬はうつ病の特効薬ではなく、効果には個人差が大きいため、使用してもまったく効果がみられないことも起こるのである。

慢性うつ病

現在の精神医学における代表的な診断基準として、アメリカ精神医学会の作成した診断基準集がある。これがＤＳＭ（「精神疾患の診断・統計マニュアル」）である。現在、ＤＳＭは第5版が使用されている。

この第5版において、うつ病の診断基準に関して、重大な変更が認められた。すなわち、「慢性うつ病性障害」という病名が新たに採用され、うつ病が「慢性化」するという事実が、公式に認定されたのである。

実は１９９０年代初期までは、うつ病は、現在のように一般に広く認知された疾患ではなかった。一方で「うつ」という言葉にはどこか心地のよい響きがあり、「うつ病」とは言えない人たちが、自分が「うつ」であると誇らしげに語ることをしばしばみかけた。うつ病が顕著に増加したのは、バブルの崩壊と時期的に一致している。

１９９０年代以降、主として外資系の製薬会社が、「うつ病」についてのイメージ広告を多量に発信するようになった。著名人やタレントが、自らがうつ病であるとカミングアウトすることが続いたのも同じ時期である。マスコミもこういう風潮に乗り、うつ病を「心のかぜ」と宣伝して、予防と早期の治療によって十分な回復が得られるとしばしば伝えた。

しかしこうした報道には多くのウソが含まれており、一般の人に誤解を与える側面も大きかった。「心のかぜ」という言葉から、うつ病は治療を受ければ簡単に改善するという印象が持たれるようになったが、うつ病をくみしやすい疾患とみなすことは大きな誤りであり、慢性化したうつ病においては何年間にもわたり仕事に復帰ができない場合も少なくないし、そもそも自殺のリスクも高率である。

一方でうつ病の認知度が高まることによって、自らを「うつ病」と考える患者が、精神科や心療内科のクリニックに多数受診するようになった。このため、本来は医療の対象とは言えない受診者に対し、抗うつ薬などが安易に投与されることも増えた。こうした点に対して、ジャーナリズムや一部の論者は、「不適切な投薬」や「クスリの過剰投与」がみられると厳しく批判した。さらに、認知療法などの「非薬物療法」や食事療法などの「代替医療」について、効果が確実とは言えない場合が多いにもかかわらず、薬物療法よりも「良い」治療法であると持ち上げることもみられた。

日本において時代の空気が大きく変わったのは、自殺者が急増した90年代末のことである。それ以前の時代、慢性うつ病が大きな社会問題とならなかったのは、社会にも企業にもかなりの余裕があったからである。大企業では長期にわたる病気休職が認められ、復職してからも、ごく短時間の軽微な業務しか与えられないことが多かった。ある都市銀行では、わずか2時間でも、「復職」したと認められていた。また多くの自営業が、慢性化したうつ病患者の保護装置として機能していた。

マクロ経済の疲弊によって、企業は効率化を求められ、理由はどうあれ、マイナス面の多い被雇用者は職場から排除されやすい。「うつ病切り」という言葉も耳にするようになった。最近になって企業におけるメンタルヘルスの問題は、以前よりはきちんと取り扱われるようになってきているが、まだまだ残された問題は少なくない。

ゲーム脳の虚構

精神科の病気には、ネオロギスム（言語新作）という症状がある。これは、まったく新しい言葉を自ら作り出してしまうものだ。主として統合失調症にみられる症状であるが、他の疾患でも認められることがある。患者さんの造語には、ある程度意味の推測できるものから、支離滅裂な場合まで多様である。

慢性期の統合失調症における言語新作は、「言葉の概念の社会的共通性を無視する自閉思考の表れ」と考えられているが、ASD（自閉症スペクトラム障害）などの発達障害においても、幼児期から小児期にかけて、「代名詞の逆転」などに加えて、自分にしか通じない言葉遣いをする例は珍しくない。

もっともネオロギスムは、精神疾患の症状としてのみみられるものではない。これまでに述べてきたように、精神医療の分野においては、聞き慣れない新奇な病名がマスコミの注目を集めることがしばしば起きている。これも一種のネオロギスムである。

以前から存在している疾患でも、新たなネーミングをすることによって、一般の関心を高めることは可能となる。たとえば「パニック障害」という疾患がある。これは、はじめは米国の診断基準に用いられた名称である。実はパニック障害は、それまでは「不安神経症」と呼ばれていた疾患の言いかえに過ぎないものであったが、その巧みな命名によってはば広く一般に認知されるようになった。

本書の冒頭に述べたように、今日一般的な用語になった「PTSD」（心的外傷後ストレス障害、外傷後ストレス障害）についても同様である。かつてのPTSDは戦争に関連して生じる症状が注目され「戦争神経症、シェル・ショック」などと呼ばれていた。その後、戦争だけではなく、発症の原因を犯罪、自然災害にまで概念を拡大して再構成したものが

ＰＴＳＤである。前述したように、わが国では１９９５年の阪神淡路大震災をきっかけとして、ＰＴＳＤという病名が浸透するようになった。

これ以後、ＰＴＳＤは幅広く一般的に理解が進んだものの、一方でＰＴＳＤの過剰な診断、それもマスコミなどによる決めつけが目立つようになっていることに注意が必要である。日常的な叱責《しっせき》程度のことも、ＰＴＳＤの原因と拡大解釈されることもみられている。「トラウマ」を受けたという本人がしきりにその辛さを問題にすることは、著名人でも一般の当事者でもよくみかける。けれども、人の生活の中でみられるマイナスの出来事をすべて「トラウマ」ととらえてしまうことは、適切ではない。

さらに、実体が存在しない状態に対して、科学的な根拠があるように装って目新しい「病名」を作ってしまうことも、さらに大きな問題である。しばらく前に、「ゲーム脳」という用語がはやったことがあった。これはテレビゲームをすることによって脳が機能障害を起こすという仮説を表した造語である。この概念については、科学的な検証はほとんど行われていない上に、根拠としている記述に明らかな誤りが目立つものだった。

日本大学文理学部体育学科の森昭雄教授によるゲーム脳の提唱を、多くのマスコミは嬉々《きき》として受け入れた。この「学説」は、だれにでも直観的に受け入れやすいものであったが、医学的なエビデンスは皆無といってもよかった。けれども、有力なマスコミも科学的な検討を行うことなく、凶悪な犯罪とゲームを結びつけた。

現在でも残酷なゲームが重大な少年犯罪を誘発すると真顔で主張する「評論家」をみかける。このような「風評被害」こそ、放送倫理・番組向上機構で審議してほしい。ちなみに、ゲーム脳についての森氏の著作は、大手出版社から刊行されている。出版物についても内容が明らかに似非《えせ》科学であるものは糾弾すべきであろう。

このゲーム脳という用語は一部のジャーナリストや教育関係者に圧倒的に支持された。テレビでも話題となった。日本のジャーナリストやテレビマンの多くは科学的な基礎知識を持たない文系出身の人が多いためか、大学の研究者がもっともらしく主張すると、批判もなく信じてしまう傾向があるようだ。私自身も、ある別の出版社の編集者に、「ゲームばかりしていると、脳の神経伝達物質がおかしくなることがわかったのですね」と言われて、唖然《あぜん》とした記憶がある。

最近話題となった「スマホ脳」も「ゲーム脳」と大差のない内容である。ゲームであれスマホであれ過度に使用すれば問題が生じるのは当たり前のことであり、それ以上のものではないのである。

カサンドラ症候群

最近の精神科が関連した分野においても、ネオロギスムはあとを絶たない。たとえば数年前から、「カサンドラ症候群」という「病名」をよく耳にするようになった。これはパートナーがＡＳＤなどの発達障害であることが原因で、本人が患う様々な精神的な症状を示すものであるが、医学的な病名ではなく、確立した概念ではない。従って病院のカルテに、カサンドラ症候群という診断名が記載されることはない。けれども実際には、自分はカサンドラ症候群に違いないから、そう診断してほしいという女性の受診者をたびたびみかけることが多い。

カサンドラ症候群にはいくつかの呼び名があり、「カサンドラの比喩《ひゆ》」「カサンドラ・コンプレックス」「カサンドラ現象」「カサンドラの呪い」などと呼ばれることもある。この用語は以前から医学以外の幅広い分野で使用されてきたもので、正当な警告や懸念を発していても周囲から不信感を持たれている人物に対して命名されていた。

カサンドラとはギリシア神話に登場するトロイの王女で、太陽神アポロンから予知能力を授けられた。しかしアポロンの愛が冷める未来を予知したカサンドラは、アポロンの求愛を拒絶したため、アポロンに「カサンドラの予言を誰も信じない」という呪いをかけられてしまう。このためカサンドラは真実を予言する力を持ちながらも、呪いによって誰からも信じてもらえないこととなる。この「病名」は、カサンドラ症候群の当事者がパートナーとの問題を語るとき、友人や家族、あるいは専門家から疑われ、無視され、さらに拒絶されるという現象を、カサンドラの神話になぞらえたものである。

こういった受診者の実態はさまざまである。彼らに、カサンドラ症候群というのは正式な病名ではないことを述べると、すんなりと受け入れる人もいる一方で、自分がこんなにひどいカサンドラ症候群になったのはパートナーである夫の問題によるものだから、病院でしっかり夫を治療しろと一方的に主張する女性にも出会ったこともある。

実際のところ、配偶者の無理解や関心の薄さが長年にわたり続くことによって精神的に不安定な状態になることは、十分起こりうる。これはASDに限ったことではなく、配偶者がADHD（注意欠如多動性障害）の場合にも、あるいは発達障害ではない場合にもみられる。ADHDの人は元来対人関係が不得手でない場合が多いが、家庭においてはテンションが下がり、ろくに相手の話をきこうとしないこともみられるからである。

ＨＳＰ

また最近よくみかけるのは、自分がＨＳＰに相当するからはっきり診断してほしいという依頼である。ＨＳＰとは、生まれつき「非常に感受性が強く敏感な気質を持つ人」という意味で、「Highly Sensitive Person」の頭文字をとって「ＨＳＰ」と呼ばれている。これは、米国の心理学者エレイン・Ｎ・アーロンが提唱したものである。

ＨＳＰの特徴として、「物事に対してさまざまな思考をめぐらせる」「刺激に対し過剰に反応しやすい」「感情的に反応しやすい」「些細《ささい》な刺激も認知する」などの特徴があげられている。しかしながら、ＨＳＰは何かの疾患と結びつくものではない。

アーロンの経歴については、その著書でも「サンフランシスコのユング研究所で学び、ベイエリアで心理療法を行いながら、一般向け・専門家向けのワークショップで教えている」と紹介されている。彼女のバックボーンは古典的な精神療法にあり、純粋な心理学の研究者ではない。アーロン自身は学術的な論文も執筆しているが、現時点においては、ＨＳＰの概念は通俗的、自己啓発的な内容にとどまっている。

たとえばアーロンらは、「Adult Shyness: The Interaction of Temperamental Sensitivity and an Adverse Childhood Environment」という論文において、アンケート調査の結果か

ら、子供時代の「不利な環境」は成人における高い感受性と関連すると述べている(Personality and Social Psychology Bulletin. 31 : 181-197)。これは一見すると感受性に関する論文のように思えてしまうが、実は精神分析理論の焼き直しである。

精神分析の基本的なロジックは、小児期の辛い体験（虐待やネグレクト、不幸なアクシデントなど）が思春期以降の精神的な不安定さの原因となっているというものである。HSPの理論もこれをなぞったもので、古い理論の焼き直しに過ぎない。いずれにしても、フロイト理論のロジックは、現在でも繰り返し一部の人々を魅了する力があるようだ。

「脳科学」のフィクション

脳科学という言葉が世の中に浸透するようになったのは、1990年代ころのことだと思われる。そう遠い昔のことではない。現在では、「脳科学者」を名乗っている人が、テレビ番組のコメンテーターなどに登場することはまれなことではなくなっている。それでは脳科学とは何かというと、そもそも日本の医学部に「脳科学科」という名称の部門は存在していない。

大学において、脳に関する研究をしているのは、基礎医学の部門に加えて、神経内科、脳外科、精神科が相当している。けれども、いずれの部門も、世の中に浸透している「脳科学」のイメージとはピッタリ一致していない。

例外的な存在は、日本の代表的な研究機関である理化学研究所である。ここには、「脳神経科学研究センター」という部門がもうけられている。研究所のホームページによれば、このセンターの理念は以下のように述べられている。

脳は人間らしく生きるための「心」の基盤であり、その機能障害によって心の病気が引き起こされます。脳神経科学研究センターは日本の脳科学の中核拠点として、医科学・生物学・化学・工学・情報数理科学・心理学などの学際的かつ融合的学問分野を背景に、遺伝子から細胞、個体、社会システムを含む多階層にわたる脳と心のはたらきの基礎研究と革新的技術開発を進めています。これらの研究・開発を通じて脳機能ネットワークの全容解明や精神神経疾患の克服を目指し、社会に貢献します。

実際の研究チームをみてみると、「学習・記憶神経回路研究チーム」「意思決定回路動態研究チーム」「時空間認知神経生理学研究チーム」「シナプス可塑性・回路制御研究チーム」「神経細胞動態研究チーム」などといった、基礎医学的な研究の羅列になっていて、一般に浸透している脳科学のイメージからはほど遠い。

実は「脳」という言葉が魅力的なイメージを持つものと認識され、脳に関するブームを引き起こしたのは、1995年の『脳内革命』（春山茂雄、サンマーク出版）の出版がきっかけだった。著者の春山氏は東京大学医学部を卒業後、消化器外科医として研鑽《けんさん》を積み、本の出版当時においては、自らが設立した田園都市厚生病院の院長を務めていた。この本の内容は、アマゾンのサイトには次のように説明されている。

どんなに嫌なことがあっても、事態を前向きに肯定的にとらえると脳内には体に良いホルモンができる。プラス発想こそが心身にとって最高の薬となることを、医学的・科学的に明らかにした画期的な書。

しかしながら、専門家からはこの本の内容について批判が相次いだ。『医者からみた「脳内革命」の嘘』（永野正史、データハウス）という本も出版されている。批判者によれば、春山氏が述べている「楽しいことを考えれば、気持ちを前向きに持っていれば、脳内モルヒネが出てさまざまな病気が治る」という説は、医学的に実証されていないことが指摘されている。

けれども、不思議に感じられるのは、一般の人たちやマスコミのこの本に対する態度である。上記のような批判があるにもかかわらず、『脳内革命』への支持は熱狂的なものがあり、今でもこれに傾倒している人は少なくない。アマゾンの読者レビューを見ると、比較的好意的な反応が多い。春山氏が食事、運動、瞑想《めいそう》の重要性を述べている点などについて肯定している意見もみられ、医学的な観点と一般の人の感覚は大きく異なっていることを実感した。

筆者の春山氏は東大医学部卒の高学歴の人ではあり、東大病院、東京逓信病院などの有名病院で診療を行っているものの、専門は消化器外科の臨床医で、「脳科学」やそれに関する研究とは無縁の存在である。日本の医学関係のデータベースである医学中央雑誌を検索してみても、春山氏の研究論文は外科時代のものが数本あるのみで、脳機能などに関連しているものは皆無である。

つまり春山氏は、能力の高い高学歴の医師ではあるが、この本のテーマである「脳科学」に関する点では、素人といってもも差支えがない。この本の中に実証的な検証データがほとんど含まれていないことはたびたび指摘されてきたが、春山氏自身そういった知識はあまり持っていなかったので、書きようがなかったのかもしれない。

それにもかかわらず、脳という未知の領域が容易に理解できそうだと思うと、多くの人が安易に飛びついてしまった。慎重であるべきマスコミ、特にテレビ業界はこういった「疑似科学」に無防備である。

一方、多くの「真っ当」であると考えられる脳の研究者たちは、普通の人々に語る言葉を持っていない。彼らは、自分が専門とするごく狭い研究領域の知識しか知らないので、「脳と心」や「脳と人生」について述べることはできないのである。一般の研究者が日々励んでいることは、実験動物を使った基礎研究を行い、いかに多くの英語論文を書くかということである。それが彼らの業績となり、自らの昇進や研究費の獲得につながる。一般向けの書籍を書いても、「アカデミック」な世界では業績とはみなされない。バラエティ番組に出演してしたり顔で発言したりすると、逆にせせら笑われる。

堂々と脳科学者を名乗る人たちの大部分は科学者とも言えないし、「脳」の研究を自らしたこともない人たちが多い。彼らの語る脳や心の話は裏付けのない「ファンタジー」であり、時には宗教じみたオカルト話になる。つまり、「脳科学」はマスコミの作り出した幻であり、似非科学なのである。

けれどもテレビ番組などのジャーナリズムは、内容を検討することもなく、似非学者たちの「学説」を何年にもわたり垂れ流してきた。番組の制作者たちは、世の中に受けの良さそうなストーリーを「脳科学」というレッテルを貼って送り続けたのが実態であり、彼らもそれをわかっているのである。

似非医学の悪用

似非科学である脳科学を、マスコミが利用するのは、話題づくりや視聴率のためであったことは明らかだ。しかしさらに悪質であるのは、似非科学を利用して必要もなければ効能もない食品やサプリメントを売りさばいている健康食品業界である。

特に似非科学が大きな威力を持っているのは、代替医療の世界である。効果が不明なサプリメントや食品を、がんや慢性疾患に対する治療法として勧める代替医療は後を絶たない。ナチュラル志向のマスコミや著名人が、これに拍車をかけている。

脳科学を根拠にした食事療法も数多くマスコミで取り扱われている。だがその多くが、根拠のない妄説である。クスリを批判するマスコミもサプリに対しては不思議と無批判である。たとえば、うつ病からの回復がみられると、神経伝達物質セロトニン関連のサプリの摂取を勧める業者は数多い。これにも根拠はない。それにもかかわらず、少しでも病気が改善するならばと、ワラにもすがろうとする患者や家族は、高額のサプリを買い求める。今や「健康」は、巨大なビジネス市場となっている。健康食品はクスリと異なり科学的な根拠が不要なため、新規参入は容易だ。キノコでもこんにゃくでもビタミンでも、ほとんど有効成分のないサプリメントでも、科学者風の人物かタレントを連れてきて宣伝すればいい。

欧米においてもわが国においても、人々の健康志向は高まるばかりである。このため医療費に加えて、代替医療にかける費用は高騰している。テレビではほとんどのチャンネルで、栄養セラピストたちが脳や身体に「良い」食品を自信たっぷりに推奨し、健康食品やサプリの購入をあおっている。

こうした似非科学の裏側では、救いようのない悲劇も起きている。1998年にイギリスで予防接種が自閉症を引き起こすという論文が発表された。これはまったく根拠のない説だったが、その結果予防接種の接種率が著しく低下し、かえって小児の感染症がまん延した。最近でも抗うつ薬の副作用が過大に宣伝された結果、逆にうつ病の薬物治療が十分に行われず、自殺率が高まったという報告がある。健康を人質に商売に励む企業はもちろん、それをあおるマスコミや似非科学者たちを注視する必要がある。

ただ難しい点は、こういった話題においては、エビデンスに基づいて議論をする科学者、医学者よりも、印象や思いつきで論じ、感情に訴えるナチュラリストやジャーナリストの方が、一般の人の共感を得やすい点にある。日常臨床においても、通常の向精神薬には過剰に反応する一方で、漢方薬はウェルカムという人を時々みかける。漢方薬といっても、いくつかの化学的な成分を集めたものであり、副作用も一般的な薬物と同様にみられ、死亡例もあることを説明しても、製薬会社の回し者に見えるようである。

第3章　精神病院の風景

精神病院に生きる

精神病院は、現在では精神科病院と呼ばれるようになったが、名称が変更になってもその実態には大きな変化があるわけではない。ただ、新しく建造された精神病院はアメニテイがかなりの程度改善し、一人一人のスペースも広いものとなっている。古い時代のように、畳敷きの大部屋に10人、20人と雑居していることはほとんどみられなくなった。

精神病院が一般の病院と大きく異なるのは、病院に「居住」している患者さんが少なからず存在している点である。かつての精神病院に畳部屋が多かったのは、患者さんたちがそこに住んでいたからである。長い人では、10年、20年と入院を続けていることも珍しくなかった。このような精神病院の様子については、精神科の当事者の記録から鮮明に知ることができる。

46歳のときに『精神病棟の二十年』を執筆した松本昭夫氏の作品には、精神病院に暮らす人たちの生活ぶりが克明に描かれている。松本氏自身は、精神分裂病（現在の統合失調症）の診断を受けている。『精神病棟の二十年』については、紀伊國屋書店のホームページで次のように紹介されている。

受験勉強に没頭していた二十一歳の青年を、ある晩突然襲った「地獄」。思いを寄せる女性が友人と絡み合う生々しい幻覚、次いで二人して自分を嘲笑う幻聴。精神病棟での長い療養生活の、それが始まりだった。電気ショック、インシュリン療法、恐怖の生活指導。絶望の中で青春を送り、四十にして社会復帰を遂げた著者が赤裸に綴る異様な体験。

松本氏は被害妄想から傷害事件を起こして入院となった精神科病棟の様子を次のように記した。

私が最初に入った病棟は、男子だけの閉鎖病棟であった。それは古ぼけていて、陰鬱な気分にさせられた。病棟には五十人くらいの患者がいた。閉鎖病棟というのは、重度の精神病患者を収容する病棟で、文字通り施錠がきびしく、閉鎖的である。外出を許可されることは、まずめったにない。窓という窓には、

逃亡を防ぐために、頑丈な鉄格子がはめ込まれている。(『精神病棟の二十年』松本昭夫、新潮文庫)

精神分裂病(統合失調症)に罹患《りかん》している患者が、自らの病歴を振り返って記述した著作はこれまでいくつか刊行されている。その代表的なものとして、『スローターハウス5』や『猫のゆりかご』などの小説で有名なカート・ヴォネガット・ジュニアの子息、マーク・ヴォネガットの『エデン特急』(みすず書房)があげられる。

この作品の中で描かれているのは、当時の時流に乗ってヒッピーのコミューンを作ろうとしたマークの試みと、その中で発症した彼の狂気の記録である。その体験は悲惨であり重苦しいものであるが、またどこか詩的で美しく、哲学的な記述に満ちている。この本の中で精神病の患者は、過酷な社会の現実に敗れた心優しい敗者として描かれている。

突然、まったく気づかないうちにぼくはある場所にいた。たとえそんなものがあるとしても、現在以外の時が存在するということを、哲学的に証明するのは何という愚かなことだろう。今何時なのか、かいもく見当がつかない。どれくらい空白があったんだろう。一分、一日、数年、何千年？

このような哲学的な記載は他の患者による作品、たとえば『ユキの日記　病める少女の二十年』（笠原嘉編、みすず書房）、患者との交流を描いた『精神病者の魂への道』（シュヴィング、みすず書房）などでも同様のものが認められる。こういった作品からは、多くの精神病患者は、現実と隔絶した世界で、美しく、また気高く生きていると感じられてしまうが、それは事実とは言えない。

一方、前出の松本氏の記述は全く異なっている。彼の生活は、われわれと同じ現実の中にある。彼は当事者であるとともに、普通の市井における生活者である。松本氏はコンビニで買い物もするし、ファストフードにも居酒屋にも行く。その辺でちょっとかわいい女性に、気楽に声をかけたりもする。

松本氏は、継続して治療を受けていたが、回復した時期にはきちんと社会生活を送り就労もしていた。これだけでも、十分尊敬に値する。病気の症状のためになかなか働けないケースは多いが、病気を理由にして社会復帰をあきらめて、無為・自閉の生活に浸ってしまう患者もまた多い。

さらに松本氏は、『精神病棟に生きて』(新潮文庫)において、自分の性生活を克明に記載した。病院内部で女性患者とデートにこぎつけたり、ふられたりする様子は、一般社会の出来事とかわりはない。ここには可憐《かれん》なエピソードは無いが、生身の生活の裏付けがある。

精神病院の中では、年若い男性患者が年配の患者の同性愛の相手をさせられたり、保護室に収容されていた若い女性患者が当直の看護士から暴行されたという事件も起きている。もっとも精神科の患者、特に入院患者は、性に関して幼稚で臆病《おくびょう》であることが一般的であり、松本氏の行動は独特である。

場所が精神病院であろうと、男女がいるところには、恋愛沙汰《ざた》はつきものである。ある中年の精神科の医師が、女子病棟に入院していた16歳の女性患者を「治療」と称して院外に連れ出し、ディズニーランドに行った後に性的関係を持った事件があった。これは両者合意の上のデートだったが、女性患者が自分は医者と付き合っていると施設の職員など周囲に自慢したため、病院の管理者の知るところになってしまった。この事実を知った院長や事務長は青ざめてパニックとなり、マスコミに漏れる前にすぐにその医師を退職させた。現在なら、隠蔽《いんぺい》することが難しかったかもしれない。

呼称の変更

精神病院の入院患者は、多くが統合失調症である。この統合失調症という病名は、精神科患者の家族会などの依頼によって精神分裂病という病名が変更されたものである。当初、日本精神神経学会の委員会では、名称案として「統合失調症」「クレペリン・ブロイラー症候群」「スキゾフレニア」と三つの候補がでたが、統合失調症に決定されたといういきさつがある。確かに、精神分裂病という単語は重い響きがある。不治の病としか思えない。もっとも精神分裂病という病名が使用される以前は、「早発性痴呆《ちほう》」というさらに悲惨な響きを持つ用語が使用されていた。

統合失調症でひんぱんにみられる症状は、幻聴と被害妄想である。わが国第一の文豪である夏目漱石は精神疾患に罹患していて、彼には統合失調症に似た症状がしばしばみられていた。漱石の病相期には、幻覚や被害妄想が顕著に出現していた。幸いなことに、彼の疾患は周期性であり、軽快期には病的な体験はほぼ消え、そのため各種の名作が生まれた。漱石の作品には、次のような幻聴を思わせる表現が頻出している。

するとまた垣根のそばで三四人が「ワハハハハハ」と云《い》う声がする。一人が「高慢ちきな唐変木だ」と云うと一人が「もっと大きな家へ這入《はい》りてえだろう」と云う。又一人が「御気の毒だが、いくら威張ったって蔭弁慶《かげべんけい》だ」と大きな声をする。……吾輩《わがはい》は主人のあとを付けて垣の崩れから往来へ出て見たら、真中に主人が手持無沙汰にステッキを突いて立って居る。人通りは一人もない、一寸《ちよつと》狐に抓《つま》まれた体である。（『吾輩は猫である』）

現在のところ、統合失調症の原因は、はっきりと特定できていない。この疾患の治療における大きな問題は、統合失調症の患者がなかなか病識（自分が病気であるという認識）を持てない点である。このため治療が奏功して安定した状態が持続している場合でも、服薬をやめてしまい再発に至ることがひんぱんにみられる。

はたして統合失調症の原因は何なのだろうか。近年さかんに分子生物学的研究が行われているが、明らかな結果は得られていない。これは統合失調症の発症と関連する遺伝子が発見されていないということではなく、関連する遺伝子が研究によっては１００種類、ときには２００種類と多すぎて収拾がつかないのである。しかしこのことは、「精神病の忌まわしい遺伝」というものが存在しているということではなく、だれでもいつでも統合失調症に罹患する可能性があることを示しているように思える。

『ドグラ・マグラ』

夢野久作《ゆめのきゅうさく》によるこの作品は、世の中の奇書と言われるものの一つであるが、『黒死館殺人事件』や『虚無への供物』、あるいは海外の作品である『薔薇《ばら》の名前』『さかしま』などと比べても抜きん出た魅力を持っている。作者の夢野久作は、頭山満《とうやまみつる》が創設した玄洋社の幹部であった杉山茂丸《すぎやましげまる》を父に持つ。玄洋社はベトナムの亡命王子クォン・デや孫文《そんぶん》の支援者としても、大アジア主義を唱えた政治集団としても知られている。久作の作品にも、満州《まんしゅう》大陸が舞台の『氷の涯《はて》』などがある。

精神科医の視点からみても、『ドグラ・マグラ』は興味が尽きない。舞台は九州大学の精神科病棟、入院患者の独白から物語は始まる。誤解されていることが多いが、主人公の呉一郎《くれいちろう》の病気は、統合失調症ではなく、幻覚や意識障害発作を伴う側頭葉てんかんである。この作品からは、当時の大学病院の精神科病棟の雰囲気が良く伝わってくる。

この小説は昭和10年に刊行されたが、当時の日本における精神医療は十分な入院施設もない貧弱な状況であった。それにもかかわらず『ドグラ・マグラ』の中では、後の時代を先取りした先進的な「開放治療」が記述されている。「精神病院の開放化」が広く提唱されたのは、昭和40年代以降である。

久作が豊富な精神医学の知識を持っていたことは気になる点であったが、九州大学の神庭《かんば》重信《しげのぶ》先生らが編集した九州大学精神科の回顧録を見ていくつかの謎が解けた。久作と精神医学を結ぶ人物が存在したのである。

当時の九州帝国大学精神科の諸岡存《もろおかたもつ》助教授は博覧強記の人物で、文芸誌「エニグマ」の編集を行っていた。久作は九州日報の記者時代諸岡と知己となり、精神医学や心理学の知識を熱心に吸収していたという。当時の九大病院では小説にあるような謎の放火事件が起こり、作中の二人の教授にも実在のモデルが存在していたらしい。

諸岡は1910年代に英国に留学し、その後九州大に赴任した。さらに九大を退職した後は、駒沢大学に移り、茶道を中心とした東洋文化に関する著作を残している。

座敷牢

他の章でも述べたように、日本の精神病院には特異な歴史がある。それは、行政の思惑によって翻弄《はんろう》されてきた結果といえる。元来日本には精神病院という文化は乏しかった。平安期に寺院などで精神障害者を保護するしくみは存在したが、本格的な施設に発展することはなかった。このため精神科患者の「収容」に、個人の家屋における座敷牢《ろう》が使用された。

座敷牢という私的な収容システムは、第二次大戦後になってもみられており、精神衛生法の制定によりようやく禁止されたのである。

わが国において精神障害者に対する初めての法制度として、1900年に「精神病者監護法」が施行された。この法律は、精神障害者の監督義務者の設置を義務づけるとともに、精神障害者を監置できるのは監督義務者のみであることと、病者を私宅、病院などに監置するには、監督義務者は医師の診断書を添え、警察官署をへて地方長官に願い出て許可を得なくてはならないことを定めている。

監置とは通常は裁判所が被疑者を監置場に留置することであるが、この場合は私的な監置、言いかえれば精神障害者を「座敷牢」に収容することを意味している。つまりこの精神病者監護法は、明治時代以前から行われてきた精神障害者の私宅監置（座敷牢）を合法化、制度化することが主な目的であった。

後の時代になり、座敷牢を容認したという理由で、人権的な側面からこの法律は批判の対象となったが、当時の日本において精神病院はごくわずかしかなく、座敷牢を用いること自体やむを得ない面も大きかった。当時の精神科病床は全国で約５０００ベッドほどであり、圧倒的に不足していた。

この精神科の病床不足は戦後になっても継続したため、昭和30年代から40年代にかけて、行政が積極的に私立の精神病院の設立を促進した。この結果として皮肉なことに、現在の日本は、世界的にみても人口あたりの精神科病床の多い国となり、各方面から批判を受けるようになっている。

実は欧米の精神病院はほとんどが国公立のものである。このため政策的に病床のコントロールが容易であり、近年の地域医療の促進の流れを受けて、大幅な病床の削減が行われている。その一方で、我が国においては、精神病院の９割以上が民間のものであるため、なかなか転換が進まないのはある意味当然なのである。

明治時代の座敷牢について記述された『精神病者私宅監置ノ実況及ビ其統計的観察』(呉秀三・樫田五郎、創造出版)という本には、実在した座敷牢の写真が数多く収められている。これは当時の東大精神科教授であった呉秀三《くれしゅうぞう》が全国各地を回って情報を収集したものである。

『夜明け前』

戦前の文豪、島崎藤村《しまざきとうそん》の代表作である『夜明け前』は、「木曾路はすべて山の中である」という有名な一節で始まる。この作品は、幕末から明治初期を時代背景とし、中仙道《なかせんどう》の宿場町に生まれた青山半蔵の生涯を描いたものである。主人公の半蔵は、藤村の父、島崎正樹がモデルで、物語は実話を元にして描かれている。この物語のフィナーレ近くの重要なシーンに、座敷牢が登場している。

青山半蔵は平田篤胤《ひらたあつたね》の国学に傾倒し、王政復古となった明治維新を熱狂的に迎えた。ところが、現実の社会の移り変わりは、理想と考えたものとは程遠かった。半蔵は、江戸《えど》時代に栄えた旧家を守ることもできなくなって精神的な変調をきたし、先祖が建立した菩提《ぼだい》寺《じ》に火を放ったため、自宅の奥に造られた座敷牢に幽閉された。藤村の父親である島崎正樹も、座敷牢の住人だった。彼が座敷牢に収容されたのは明治19年のことである。

一方で、日本における精神科の治療施設は、明治12年に開院した上野《うえの》の癲狂院《てんきょういん》が最初のものである。癲狂院は、巣鴨《すがも》病院、松沢病院と名前を変えて発展し、日本の精神医療の中心となっていったが、戦前の日本において精神科の治療施設は絶対数が不足していた。

座敷牢の起源は不明であるが、遅くとも江戸時代には存在が確認されている。江戸時代の資料には、殺傷事件を起こした精神障害者に対して座敷牢に監禁するという条件で、奉行所が刑罰を科さず家族に引き渡したという記録が残っている。今日の「心神喪失」にあたる扱いである。

藤村の父と同様に、『夜明け前』の青山半蔵は、本陣、庄屋、名主を兼ねた旧家の跡取りとして生まれた。半蔵は学識深く和漢の書に通じており、多くの門弟を持っていた。

ところが、半蔵は上京した際、神田橋を明治天皇が通り過ぎるのを見ていたとき、自ら詠んだ和歌を扇に記して、鳳輦《ほうれん》の窓から投げ込むという暴挙に出た。この行動によって半蔵は警護に捕えられ、一時警察に拘留された。

このころの半蔵は、国学の基本的な思想である廃仏毀釈《きしやく》に狂信的となっていた。実家にもどった彼は、先にも述べたように先祖が建立した寺に火を放った。さらに被害妄想と幻聴が出現し、興奮状態となったため、自宅に建設された座敷牢に収容されるに至ったのである。

座敷牢に閉じ込められた半蔵の精神状態は、さらに悪化した。面会に来る人々に罵声《ばせい》を浴びせるだけでなく、自らの排泄《はいせつ》物をこね回し檻《おり》のすき間から投げつけ、興奮して怒声をあげることを繰り返した。青山半蔵も、モデルとなった島崎正樹も統合失調症と考えられるが、ともに座敷牢の中で孤独な死を遂げている。

相馬事件

１９１９年、帝国議会において「精神病院法」が成立した。この法律は、精神障害者の私宅監置（座敷牢）を減らすため、積極的に精神病院の設立を目指すことを目的としていた。しかしながら現実には、財政的な問題もあり精神病院の建設はなかなか進まなかった。「精神病者監護法」「精神病院法」などの成立に先立つ時期になるが、精神障害に関連したセンセーショナルなスキャンダルが生じている。いわゆる「相馬《そうま》事件」である。相馬事件によって精神障害者に関する法整備が不十分であることが明らかとなり、それが上記の法律が成立する契機となった。

相馬事件とは、現在の福島県浜通り北部の領主であった旧中村藩のお家騒動である。相馬家は明治になって子爵の称号を授かり、足尾銅山の経営を行うなど経済的にも裕福であった。ところが相馬家の跡取りである相馬《そうま》誠胤《ともたね》は統合失調症に罹患し、その病状が悪化しため、家族が宮内省に自宅監禁を申し入れた。これが認められ、以後相馬誠胤は自宅で座敷牢に監禁され、後に東京府癲狂院へ入院となっている。

ところが中村藩の旧藩士である錦織剛清《にしごりたけきよ》が、主君の病状に疑いを持った。彼は誠胤の処遇は、家族による不当監禁であるとして関係者を告発した。錦織によれば、陰謀の中心は相馬家の家令と誠胤の異母弟の母で、相馬家の財産を自由に使おうとするため誠胤を狂人にしたてあげようとしたという。告発を行った錦織に対し、一般の人々からは忠義者として同情が集まった。

1887年には、錦織が相馬誠胤の入院していた東京府癲狂院に乱入し、相馬誠胤の身柄を確保したが、1週間後に逮捕された。錦織は、家宅侵入罪に問われ禁固処分を受けている。さらに数年後に、相馬誠胤が病院内で病死した。錦織はこれを毒殺によるものとし、相馬家の関係者を告訴した。しかし死因が毒殺と判定できなかったため、相馬家側より誣《ぶ》告罪《こく》で訴えられた。

当時の記録を見直すと、誠胤が統合失調症であったのは、確かなようである。彼は24歳ごろより精神変調が出現し、ひどく疑い深くなり、不眠、徘徊《はいかい》、暴力行為などもみられた。興奮して一晩中眠らなかったり、数日ぼんやりとした状態が続いたりすることもあった。

誠胤を精神鑑定した帝国大学教授の榊俶《さかきはじめ》によれば、彼の病気は、当時の診断名で「時発性躁暴狂《そうぼうきょう》」であるとされた。これは今日の緊張型統合失調症に相当するものである。さらに誠胤の親族には精神疾患が多く、母、弟、妹が発病している。

今日の目から見れば、誠胤は明らかな精神障害者であり、家族のとった処置も適切であったと思われる。しかし当時の世論、ジャーナリズムは錦織に見方し、腹黒い取り巻きたちに対抗しているヒーローとみなされた。この事件を契機に精神障害者に対する司法システムの不備が認識され、法令の制定の動きにつながったのであった。

治療共同体

精神疾患の治療において、特に入院治療に関して、しばしば「治療共同体」という概念が語られてきた。この概念は、精神科の治療における理想的な考え方を提示したものとされる。歴史的にみれば、かつては多くの精神科医や治療スタッフが治療共同体の信奉者となり、その実践のためにかなりの時間と労力を費やした。

実は、治療共同体とは何を意味しているかということについて、明快に説明するのは簡単ではない。というのは、治療共同体が対象とした疾患は多岐にわたることもあり、提唱者それぞれによって考え方が異なる部分が多いためである。この推進者によって共通して語られて来たのは、「民主的な治療」という内容である。「民主的」という政治的な用語が医療に関係するのか疑問に思う向きもあるかもしれない。

身体的な疾患と比較して精神科の治療は長期に及ぶことも多く、時には年単位にわたる。そのため、治療スタッフと患者間、あるいは患者同士の関係性が重要な問題となる。このため通常の医療とは異なる対応、考え方が必要となるのは確かである。

さらに重要な点は、治療共同体が注目された時代背景である。1960年代から1970年代にかけて、反体制運動の一貫として精神医学の分野においても、「反精神医学」が一世を風靡《ふうび》し、その理想主義的な内容が多くの人にアピールした。反精神医学とは、一般的な「精神医学」の概念やあり方を否定する考え方であり、精神医学そのものの否定や精神疾患の存在をも否定するものであった。

反精神医学には過去の精神医療のあり方に対する反省がこめられていたが、治療共同体は、そのような主張の「旗印」であった。反精神医学の信奉者は、精神疾患とは「病気」ではなく、歪《ゆが》んだ社会体制の抑圧が作り出した犠牲者であると主張したのだった。

向精神薬による薬物療法が、精神科の治療において中心的な役割を担うようになったのは、１９６０年代以降のことである。それ以前は、睡眠薬などが一部の患者に使用されていたに過ぎず、現在は標準となっている有効な治療方法はほとんど見出《みいだ》されていなかった。

このため欧米においては、統合失調症などの精神科患者は、病院とは名ばかりの巨大な施設に収容され「隔離」されていた。フランスの哲学者であるミシェル・フーコーが指摘した通り、精神科患者に対して「大きな閉じ込め」が行われていたのである。

このような状況を「人権的」な立場から非難することはたやすい。また安易に患者を強制収容する傾向も存在していたのは確かであろう。けれども、有効な治療薬が存在しない時代において、本人の保護と周囲の安全を保つためには、やむを得ない側面もあったのは事実である。

英国のベスレム王立病院は、ロンドンの郊外にある精神病院で、ヨーロッパ最古の精神病院と言われている。ベスレム王立病院が創設されたのは１２４７年で、篤志家のサイモン・フィズマリーがその創始者であると伝えられている。

ベスレムが最初に建設された場所は、現在もロンドンの金融の中心地であるシティーに近いビショップゲートあたりだった。この施設は、当初は精神障害者だけではなく、浮浪者などの貧しい人々の救済にもあたっていた。

その後、ベスレムはロンドン市中で移転を重ね、しだいに重症の精神病患者の専門施設へと変化していった。ムーアフィールズに位置していたときは「ベドラム」と呼ばれ、現在では考えられないことであるが、精神病患者の奇妙な様子を入場料を支払って見物することが、ロンドン市民の娯楽となっていた。『恐怖の都・ロンドン』（スティーブ・ジョーンズ作）には、次のように記されている。

「患者は一〇人ずつ、腕か脚を鎖で繋がれており、各人の着ているものと来たらガウンのようなものだけ。前を閉じることができない。分別があって道理の判っている者もいれば、どうしようもなくおかしな者もいる。多くの女達が、毛布を一枚与えられただけで、裸で壁に固定されていた」

拘束に対する批判

このような患者に対する非人道的な扱いは、時代が下るにつれて当然のことながら次第に強い批判にさらされ、「精神科患者の拘束からの開放」が論じられるようになった。この動きの先駆者は、フランスの精神科医であるフィリップ・ピネルである。ピネルはパリのサルペトリエール病院という巨大な精神病院の院長だったが、入院患者の開放化を強く推進した。

有効な薬物療法がない中で、患者の開放を進めることは困難な面が大きかったが、このような動きは次第に世界的に広まっていった。開放化を推し進めるには、病院の管理体制そのものを変革する必要があった。

このため、従来の上位下達的な運営では機能しないので、ある程度現場のスタッフに決定権を移譲するようになり、患者一人一人、あるいはグループとしての患者と小まめに意見交換を行うことが必要になっていった。

治療共同体の実践は、このような「精神科患者の開放」の流れに沿ったものである。開放化そのものに多くの人は賛同したが、治療共同体の実践はなかなか成功しなかった。治療共同体の概念を最初に理論づけしたのは、英国のマックスウェル・ジョーンズである。彼は第二次世界大戦における兵士の戦争神経症（現在のＰＴＳＤに相当）などの治療経験から、この集団参加型の治療システムを確立した。

治療共同体においては、権威的な病院運営をできるだけ避けることが求められる。通常の医師を頂点としたヒエラルキーに代わって、すべての治療スタッフと患者は同等の立場であるとされ、病院内のあらゆる出来事、施設の運営から入退院の決定、患者の個人的な問題までが、治療共同体の構成員によって決定されることが求められた。

ここでは、病院などを一つのコミュニティと考え、病院における日常的な活動を重視し、その中で起こる様々な出来事を共有し、患者とスタッフが一緒に考え、対処しようとするアプローチが行われた。つまり入院患者を「患者」として扱わないことを出発としていたのである。

精神病院と治療共同体

当初この治療共同体は、神経症や人格障害の患者を対象に行われたが、やがて対象は統合失調症にまで広げられた。実際、１９６０年代から７０年代にかけて、治療共同体の理念を精神科病棟の運営に利用することが盛んに実践された。

この背景には、フロイトによる精神分析の理論を発展させた米国のハリー・スタック・サリヴァンや、英国のロナルド・Ｄ・レインらの存在があった。彼らは、統合失調症などの精神科患者を、医学的な治療ではなく、「社会的」な治療によって治癒できるものと見なした。さらに進んで、彼らは「治療」という概念まで拒否するようになった。

たとえばサリヴァンは、統合失調症が脳機能の障害によって発症するという仮説を否定した。精神疾患の「症状」を生み出しているのは社会的な「抑圧」や他者とのコミュニケーションの歪みであり、これらの問題を取り除くことによって症状の改善が得られる、その目的のために治療共同体のシステムを利用する、というのが彼の考えであった。

サリヴァンらは、スタッフと患者の間に上下関係も管理もない開放的な治療空間を設置し、そこで患者の治療にあたった。こうした「治療共同体」の試みは、理想主義的な反体制派の医師やスタッフの元で、様々な施設で試みられた。

英国のレインは、1965年、ロンドン東部のキングスリー・ホールで新たな治療共同体の理念による「活動」を開始した。ここでは「自由」が何よりも重んじられ、患者もスタッフも区別なく平等であるとされた。そこに生活するすべての人は、完全な自由を保証されていた。夜遅いディナーの席でレインが哲学や宗教などについて講義することや、あるいは夜通し自由なダンスが続けられることもあった。けれどもこのヒッピーのコミューンのような反体制的な治療活動は、長続きするには無理があった。レインは、「患者は社会の無意識の共謀によって精神分裂病になる」「病者は、精神科医、看護婦、その他によって患者に仕立て上げられる」と主張した。

レインやサリヴァンと同様の試みは、わが国でもいくつかの病院で試みられており、「開かれた病棟」と呼ばれた群馬県の三枚橋病院などが知られている。都立松沢病院でも、ある病棟で治療共同体的な運営が行われた。けれどもいずれの施設においても、海外においてもわが国でも、これらの試みは混乱をもたらしただけで無残な失敗に終わった。

施設の環境や運営を変えた程度のことで、統合失調症の改善が得られないことは、この疾患をよく知っている人にとっては自明のことである。急性期の症状を持つ患者を開放的な施設で扱うこと自体危険でナンセンスであり、また社会機能の低下がみられる患者に共同体の運営を求めることは無理な課題であった。

けれども治療共同体の「理論」を信奉した医師たちは、統合失調症という病気の基本的な特徴から目を背けていた。「社会的な抑圧」という思想的な考えに取りつかれ、本来の「疾患」「病気」という基本的な点を無視したのである。彼らは、無理な理想の実現にひた走り、多くの人々を不幸にしたかと思うと突然表舞台から退場したのだった。

第4章　精神鑑定のウソ

通り魔

あまり話題になった事件ではないが、以前、関東地方で起きた女性の通り魔事件について、被疑者の精神状態に関する意見書を作成したことがある。この人物については、統合失調症の疑いが濃厚であったにもかかわらず、別の医師が行った精神鑑定では、「パーソナリティ障害」という診断がつけられたため、弁護側の依頼で私が意見書を作成することになった。

担当の弁護士は裁判所に精神鑑定の再度の施行を求めていた。しかし裁判所はこれを認めなかったため、正式な精神鑑定ではなく、弁護士からの依頼による意見書の作成という形になった。通常、単なる意見書は、裁判上の証拠能力は低いものとみなされる。なぜかというと、正式な鑑定と比較して時間も労力も十分にかけられないからである。

精神鑑定は、時間も費用もかかるものである。このため、多くの裁判において必要な精神鑑定が認められないということがひんぱんにみられている。もっとも単なる時間かせぎのための精神鑑定の申請も珍しいものではないため、状況は単純ではない。

正式な精神鑑定では、被疑者を病院に入院させ、2～3か月程度の期間、診察や検査を繰り返すことが多い。さらに半年以上の長期の入院を行うこともある。一方、鑑定の許可が下りない場合、病院への留置はほとんど認められないため、医師が拘置所を訪問して被疑者と面会をしなければならないが、認められている面会時間は1回30分までである（地方の拘置所ではもう少し長い場合もあるらしい）。

都内の拘置所は葛飾《かつしか》区の小菅《こすげ》にある。23区内ではあるが東京の北のはずれにあたり、日常業務を受け持っている医師が、何度も拘置所を訪問することは、現実的には困難な場合が多い。また拘置所内では、脳の画像検査、心理検査などの検査もほとんどが施行できない。

このような制限に加えて、経済的な問題もある。正式な鑑定では、費用は公費から支払われるが、私的な意見書の作成においては、必要な費用はすべて被疑者側の支払いとなり、これもかなりの負担になるのである。

被疑者

事件の被疑者は20代の女性Sさんであった。子供のころ、おとなしく人見知りする性格だった。小学校では転校を繰り返し、勉強についていけなくなりいじめにも遭った。

中学1年のとき、父が会社経営に失敗し借金を作ったため、その返済のために一時両親は離婚をしている。中学2年の夏休みにクラスの友人から仲間はずれにされたことをきっかけとして、Sさんは2学期から学校を休むようになった。

中3になり、Sさんは登校を始めたが、同級生が自分の方を見て何か言っているような気がすると言い、再度行けなくなった。中学3年の2学期には、不登校児のためのフリースクールに通った。中学時代の成績は不良だった。

高校は私立の女子高に入学したが、1年の1学期、すぐに不登校になった。その理由として、通学時間が長いことと、「クラスで周りの人同士がどんどん友達になっていくのに、自分が取り残された感じになった」と本人は説明をした。このため2学期から通信制の高校に転校し、週1回のスクーリングに通うようになった。

通信制の高校に転校してから、Sさんは周囲の生活音など「音」に過敏になった。このため高校2年時、Sさんの希望により転居をした。これ以後、Sさんの一家はひんぱんに転居を繰り返すこととなった。しかし転居先でも、「音」に対して過敏な状態が続き、上階の人が階段を下りる音などを気にして、「死にたい。死んでやり直したい。一軒家に住みたい」などと言って取り乱し、自分の頭を壁にぶつけることを繰り返した。

母は精神科受診を勧めたが、Sさんはそれを拒否した。その後も周囲の生活音に対する過敏さが続いた。このような「過敏さ」は、家族からみると明らかに過剰な反応であり、「幻聴」が出現していたと考えられる。

高校3年時の7月、Sさんの一家は郊外の一軒家に引っ越した。音に対する訴えは減少し精神状態は一時的に安定したが、しばらくすると「人が怖い」と言って家にこもることが多くなった。

さらにSさんの様子が急に変化したのは、8月になってからである。きっかけもなく突然母にとびかかり、腹部を蹴《け》るなどの暴力を振るい、「小学校5年生の時の担任を見つけて、殺して来い」と怒鳴りつけた。その後も、母に対して暴力を振るい、物にあたることを繰り返した。

経過

高校を卒業してからもSさんは、「人が怖い」とまったく外出せず、訪ねてきてくれる知人にも会えない状態が続いた。自宅周囲の物音を気にして雨戸も開けなくなった。その年の6月、都心のマンションに転居したが、隣室の生活音を気にするようになった。

このため9月に、母と2人で水戸市の借家に転居した。ここでSさんはしばらく安定した状態だったが、祖母が突然死去した直後より、再び自宅周囲にある駐車場のエンジン音や中学校からの騒音を気にして悩むようになった。このように、Sさんには17〜18歳ごろから、不安、恐怖感に加えて、幻聴、被害妄想などの症状が慢性的に出現していた。

次にSさんの一家は千葉市の一軒家に転居した。以後、地域の創価《そうか》学会員との交流の機会が増えたが、安定した対人関係を保つことは難しかった。この時期、近くのメンタルクリニックを受診したものの、その後の通院を拒否している。その後もいくつかのクリニックを受診したが、受診は継続しなかった。

あるクリニックを受診したときには、「一つのことを考えると、そのことが頭から離れない」「集中力がない」「電車に乗っている時、向かいに座っている人は具合が悪いのかなと思ったら、本当に具合が悪くなったように見えた。自分の考えていることが相手に通じてしまって、相手に迷惑がかかっているのではないか」などと述べている。

医師からは精神科へ入院を勧められ、カルテには「『統合失調症』が疑われる」と記載されている。Sさんが述べている「自分の考えていることが相手に通じてしまう」という症状は「考想伝播《でんぱ》」と呼ばれ、統合失調症に特有の症状である。

このころ、Sさんは地元の創価学会地区部長であるTさんと知り合った。Tさんは母親から「励ましてほしい」と頼まれ、Sさんの家を何度か訪れた。これについてSさんは、「たった1か月くらいの間だったけれど、私の気持ちはまるで天国にいるようだった」と恋愛感情に近い内容を述べている。

さらに、「私に直接言ってくれた言葉が、普通では考えられないくらい、私のことをよく言う、持ち上げるような言葉だった。だから私は、どんどん惹《ひ》かれていった」と話している。しかし、こういった状態は長くは続かなかった。Sさんが「自分のことを傷つけた人を憎む気持ちになる」とTさんに話したことに対して、Tさんが手紙に「憎しみは憎んだ人に返ってくる」と書いてきたことをきっかけにして、不満を抱くようになった。

その後Sさんは母とともに、父の住んでいる都内のマンションに転居した。すぐに近隣の住人がベランダの戸を閉める時などに大きな音を立てるといって、落ち着いて過ごせなくなった。Sさんは四六時中「つらい」と言い、朝早くから母と外出したり、母の知人宅を突然訪れたりすることもみられた。

さらにSさん自ら「入院して休みたい」と言い出し、ある精神科病院に入院予約をしたが、本人が入院を拒否したため中止となった。その後も「音」が気になり、自宅にもどれず、父親の管理する住宅の一室や清掃員の控え室で過ごすことがあった。

このころから母親に対する暴力がひんぱんとなった。都内近郊の一軒家に転居してすぐに父と口論になり、物を投げつけて暴れる彼女を押さえようとして父が頭を押さえつけたため、「殺される」と言ってSさんは警察を呼んだ。この当時、テレビの人が自分を見て笑っていると思ったり、外を歩いていても周りの人が自分を見て「変だ」と思っているのではないかと感じたりすることがみられた。これらは明らかに被害妄想である。

この当時、幻聴が活発で、「家にいるのがつらい」といって耳を押さえて布団をかぶっていることがよくみられた。Sさんは「入院できるところを探してほしい」と母に頼んだが、結局最後には断り、受診にはいたらなかった。

症状の増悪

事件の3年前、Sさんは、Tさん宛に長文の手紙を送り、学会員の女性への悪口や、その人たちが自分にしたこと、それによっていかに自分が傷ついたかということ、自分の気持ちを理解してくれない母やTさんへの恨みごとなどを述べた。自分が自殺を考えていることもにおわせた。

このころSさんは、千葉市での人間関係の中で傷ついたことを両親に執拗《しつよう》に訴え、自分を傷つけた相手に恨みの感情を抱き続けていた。時々母に頼んでTさんに電話してもらったが、期待していた対応をしてもらえなかった。Sさんは、Tさんは人の心を読むことができ、自分の心も読まれているのではないかと思うようになった。間もなくTさんから手紙の返事を送ってもらったが、それが素っ気ないものだったためさみしい気持ちになり、「Tさんが自分に変ないのちを送ってくる」「Tさんと自分は交信できる」などと妄想に基づく内容を訴えるようになった。

事件前年の４月、母に頼んで携帯電話を買ってもらい、「結婚相手をさがす」と、出会い系サイトに没頭した。しかし交際相手を見つけられず、「昔の純粋な気持ちがなくなって、全部Tさんに奪われたと感じた。誰と出会った時より人生、狂わされたと思った」と述べている。

事件の年の1月ごろより、Sさんは不安定となることが多く、ほとんど口を開かず、一人笑いをしていることもみられた。このころ、Sさんは再度複数の出会い系サイトへの登録を行ったが、交際相手を見つけることはできなかった。「Tさんから変な、怖いいのちが伝わってくる。頭が殴られたり、蹴られたり、心臓を痛くなったりする」「首の後ろが蹴られているような、手足も痛くなって、心が泣き叫ぶ」「一番、言われたくないあだ名で、私に呼びかけてくる」「催眠術をかけられているような感じだ」などと、被害妄想、幻聴、体感幻覚などの病的な症状を訴えた。

さらに、「池田先生、助けてください。Tさんからの音声で、私に『あいおん』を流して呪い殺したと言っています。不眠症にもして、ありとあらゆる病気にできると言っています」「池田先生へ、Tさんから私を守ってください。私が眠っている時も、私の身体の中に入りこんで、眠るのをじゃましてきます。怖いんです。助けてください」などと、池田大作《だいさく》氏に対して助けを求める内容のメモを多数書いている。

2月になり、Sさんは「逃げている自分を責めてくるいのちを、Tさんから感じる」「毎日毎日責められる」「生き地獄だ。どうしたらいいかわからない」「Tさんが生きていたら、私は死んじゃう」「マイケル・ジャクソンみたいに薬漬けになって死ぬよ、と言っている」などと言い、「娘がこんなに苦しんでいるのだから、親なら最後くらい私の頼みを聞いて。Tさんを殺して」と母に懇願した。両親は最寄りの警察に相談をし、警察官のアドバイスに従って、Sさんに対してTさんを殺したと装うことにした。

2月の末、保健師と精神保健相談医の医師が自宅を訪問した。この直後、Sさんは行方不明となり、両親は捜索願を警察に提出したが、Sさんは翌日に帰宅し、「強制入院させられると思って、死に物狂いで逃げた」「川に飛び込んで死のうかと思ったが、死にそこなったら怖いから死ねなかった」と述べている。

訪問した医師はSさんを統合失調症と診断し、服薬と入院を勧めた。その日の夜、Sさんはまた、学会員の女性である炭田氏（仮名）に関して、「炭田さんの子供を殺してほしい。子供を亡くした親のつらさをわからせてやりたい」と言い出した。母はSさんを納得させるため、ホテルに2泊した後、「炭田の子を殺害してきた」とウソをついた。

3月になり、Sさんは医師の訪問について父を責め、「もう、この家には居られない。出て行く」と言って失踪《しっそう》した。父が警察に通報し、Sさんは同日夜に保護され、精神科に医療保護入院となった。入院時にかなり抵抗したため、注射で鎮静され、身体拘束された。病院での診断は統合失調症で入院翌日に担当医師より「1か月ほどの入院治療が必要」と言われたが、翌々日には「素直に薬をのむし、おとなしくしているので退院させる方向で考えている」と告げられ、短期間で退院となった。しかし退院後にSさんは服薬を拒否し、治療は中断した。結果として、この退院の判断は大きな誤りであった。

事件へ

退院後には、母に対して「小学校時代のいじめの相手を殺してくれ」などと言うようになった。さらに、「小学校1年の時に井脇さん（仮名）の娘をいじめた罰で、5年の時にいじめに遭い、そのせいで今も自分は苦しんでいるから、井脇さんの娘か井脇さんを殺してくれ」と言い出した。またSさんは、「自分が入院させられたのはTさんや炭田の娘を殺した罰だ」と言い続けた。

同年3月の末、Sさんは、Tさんが存命であることを知り、母と千葉に行き、Tさんと面会した。この面会後、TさんによるSさんを苦しめる声、寝入りを邪魔するような体への影響などが急激に増悪《ぞうあく》した。Sさんは、「毎日毎日『死ね、首吊《つ》れ』『どんな病気にもさせられるんだ』と言われる」「頭や胸を痛くされる」「怖くて家にいられない」などと訴えた。

3月29日、Sさんは、「自分一人でもTに会いに行く」と言って自宅を飛び出した。Tさんと会った時、Sさんはバッグから出刃包丁を出し、Tさんの腹部辺りを目がけて刺そうとしたが、取り押さえられ大事に至らなかった。

4月になり、Sさんは母と創価学会本部に連日通った。本部に行っても落ち着かず、うろうろしたり、いかにTさんにひどい目に遭っているかということを訴える内容の手紙を池田大作氏宛に書いたりした。またTさんに対しても、「お題目送ってください」「もう一度メールをください」「助けてください」などといったメールを送った。

4月12日の早朝、母が起床するとSさんの姿はなく、母の財布から1000円が抜き取られていた。テーブルの上には、Sさんの字で「死にたい。自殺」と書かれたメモが置いてあった。午前7時ごろに帰宅したSさんは、「Tを殺して地獄に行くのがいいか、自分が自殺して地獄に行くのがいいか」と母に詰め寄った。母が「あなたを殺すわけにはいかない」と言って抱きしめても、「あなたは最後まで親じゃなかった」と母を非難した。

午後2時ころ、母が目を離したすきに、1000円札と果物ナイフをもって家を出た。Sさんはこの後、「もう自分の人生は終わりだ、誰でもいいから一緒に死んでほしい」と思い、3月に殺そうとした井脇氏のことを思いつき、電車で八王子に向かった。16時過ぎに駅に到着した後、母からの電話で居場所を聞かれたが、連れ戻されると思いウソをついた。17時過ぎ、井脇氏宅マンション近くの公園に到着し、井脇氏がマンションから出てくるのを待った。

しかし井脇氏とは接触できなかった。時間をつぶして、20時半ころ、再び井脇氏宅へ向かったが、やはり会うことができず、寒さと疲労でそれ以上待つ気力がなくなった。「公園内を歩きながらTと『交信』し、『自分よりももっと業《ごう》を重くすれば、自分の入れ込んだいのちは軽くなる』という言葉が思い浮かび、誰でもいいから刺そうと思った。」

刺す相手を探していたが、21時過ぎに公園内で携帯を見ながらゆっくり一人で歩いている被害者を発見した。その時、「この人を刺して自分の業を重くすれば、救われる。この人しかいない」「自分はもうここまで落っこちてしまっている。自分が傷ついているように、同じくらいの年代の人も傷つけたい」と思い、ポケットに入れてあった果物ナイフを取り出し、早歩きで被害者に近づき被害者の背部を刺した。被害者は悲鳴を上げ、間もなく被害者の「助けて」という声に近隣住民が気づき、110番通報をした。近隣住民と警官により、Sさんは取り押さえられた。

精神鑑定

刑事裁判の過程において、被疑者である精神科患者を対象として、鑑定医となった精神科医が被告の診断や犯行時の精神状態を明らかにする作業を「精神鑑定」と呼んでいる。

通常、精神鑑定は、裁判所が医師に依頼するものである。

先にも述べたように、精神鑑定においては、被告を一定期間精神科病院に入院させて問診や検査を行う場合もあれば、拘置所に留置したまま、鑑定医や心理士が何度か訪問して面談を行うこともある。

刑法の規定では、重い精神障害によって善悪の合理的な判断ができない時、刑罰は科されないことが定められている。これが「心神喪失」と呼ばれるものである。この言葉は日本独特のものであり、欧米諸国にこの用語はない。

精神障害と犯罪をめぐる問題は錯綜《さくそう》している。その一因は司法制度の不備にある。わが国では長い間、重罪を犯した精神障害者に対する専門的な施策がなく、一般の精神病院に任せきりの状態だった。平成17年に施行された「心神喪失者等医療観察法」（医療観察法）により状況は変化しつつあるが（後述）、司法と医療に関する基本的な問題は置き去りにされたままである。

さらに大きな問題は、精神鑑定そのものにある。日本の精神鑑定の質は必ずしも高いとは言えない。欧米では精神疾患の法的側面を扱う司法精神医学が長い歴史を持つが、日本では医学部に司法精神医学の講座はなく、真の専門家と呼べる人はまれである。このため被害者感情や世論の動向を気にするあまり、バイアスのかかった鑑定結果を呈示する例をよくみかける。自分の持つ狭く不完全な知識だけで、鑑定を行っている医師も少なくない。

加えて精神疾患に関する新しい概念に、司法も精神医学自体も対応しきれていない。その一例は「発達障害」に関する問題である。発達障害に関して正しい知識を持つ医師は十分でなく、精神鑑定においても、発達障害の診断が乱用、誤用されていることをよくみかける。

先のSさんの診断は、明らかに統合失調症である。思春期に不適応がみられ、次第に幻聴、被害妄想などの統合失調症に特有の症状が出現し、さらにそれに基づく問題行動がみられるようになり、最後に不幸な事件に至ったケースである。

それにもかかわらず、Sさんを精神鑑定した医師の診断は、「パーソナリティ障害」であった。鑑定を担当した医師は経験不足の若手ということではなく、精神鑑定の専門家と自称しているベテランの医師だった。こういう事例を前にすると、日本の精神鑑定のレベルの低さに暗たんたる気分にさせられてしまうのである。

精神鑑定の誤り

精神鑑定における診断と実際の処遇が混乱している様子を、ほかに例をあげて示してみよう。症例は犯行時24歳の男性で、５歳より養護施設に入所していたが、粗暴で衝動的な行為が多くトラブルが絶えなかった。17歳、初めて精神科を受診、「アスペルガー障害」と診断された。このころより突発的な暴力行為がさらに激しく、精神病院に３年あまり入院となった。

病棟内でも暴力行為のため、隔離室の使用が長期に及んだ。診断は前記の他、「高機能自閉症」「統合失調症」などと一致しなかった。退院後も、母親や近隣に対する暴力沙汰《ざた》が絶えなかったが、ついに傷害事件を起こしてしまう。事件の被害者は住宅の管理人である69歳の男性だった。被害者が他の住人と立ち話をしていたとき、自分の悪い噂をしていると急に怒り出して全身打撲などの傷害を負わせたのである。

勾留《こうりゅう》直後の簡易精神鑑定では、「精神発達遅滞」と診断され、検察は彼を不起訴とし医療観察法を適用した。さらに、その後の正式な精神鑑定では、脳波の異常所見によりてんかんの類縁疾患とされ、遠方の国立病院に入院した。ところがそこで再度診断が発達障害に変更になり、改善の可能性がないと判断されて、地元の精神病院に戻ることとなった。医療観察法では、発達障害は「治療で改善が見込まれない疾患」として対象外とされているからである。

かつての精神鑑定は犯罪に関心が深い一部の医師や著述家たちのマニアックな世界だったが、裁判員制度が行われている現在、一般の人にも理解しやすい納得のいく内容が求められている。少年犯罪であろうと、実際の鑑定例について情報をできるだけ開示し、オープンな場で医学的な検討を重ねることが、治療的側面からも、犯罪の予防においても、今や重要な課題になっていると思われる。

医療観察法

平成17年に「心神喪失者等医療観察法」(医療観察法)という新法が施行された。この法律は、平成13年に起きた大阪池田小の児童殺傷事件を契機として制定された。

すでに死刑を執行された加害者の男性には、精神障害者としての治療歴があった。そのため従来の司法システムでは、社会的に大きな衝撃をもたらした事件にもかかわらず、刑罰を科せない可能性が大きかったし、さらには一定期間の入院後再度社会で生活する可能性も指摘された。それを危惧《きぐ》した当局は、長い間タブーであった「重大な罪を犯した精神障害者」というテーマに、否応なく取り組むことになり、この法律の制定に至ったのである。

重い精神障害のため理性的、合理的な判断や行動ができない状態を、刑法において心神喪失と呼ぶ。幻覚や妄想に支配されたり、アルコールなどによって意識障害を生じた場合などが相当する。従来は検察あるいは裁判所が被告人を心神喪失と判断すると、殺人などの重罪を犯した場合でも無罪となり、その後の扱いは精神病院に一任されていた。患者の退院やその後のフォローアップにおいても、司法当局は責任を負わなかった。

医療観察法においては心神喪失の被告に対し、国の責任で手厚い医療を行うことが明記されている。裁判官と精神科医の合議によって、被告を新たに設立した入院施設に収容し、重専門的治療を行うことも可能となった。欧米では司法精神医療に関する論議は盛んで、重罪を犯した精神障害者に対する特別な治療施設も数世紀の歴史を持つ。わが国では「精神障害と犯罪」の問題について、社会防衛のための厳罰論と人権的な配慮を求める主張がかみ合わないことが多い。

現在、医療観察法が施行されてから、17年あまりが経過した。この法律による制度が、触法精神障害者の処遇について、一定の役割を果たしてきたのは事実である。

しかし全般的な印象としては、司法と精神医療の大枠について大きな変化は生じていないようである。司法は常に医療の上位に存在し、その指示は一方的であることが多い。たとえば現在でも、医療観察法に相当する罪状でも、措置入院や医療保護入院の扱いになっていることは珍しくない。医療側からそのことを申し立てても、司法当局が対応を変えることはほとんどないのである。

事件は繰り返す

精神疾患を持つ加害者による殺傷事件が繰り返されている。防ごうと思えば防ぐことは可能であるのにもかかわらず、現実には無残な死が積み上げられている。

古い事件の話から始めよう。事件が起きたのは、今から30年以上も前のことである。夜間部の大学生であったMは、下宿の大家の家族と隣人合わせて5人を用意していた刃物で惨殺した。被害者の中には、幼児も含まれていた。

この時、Mは統合失調症に罹患《りかん》しており、被害妄想と幻聴が活発にみられていた。逮捕されたMは「下宿のテレビの音と、隣の家の子供の声がうるさいので、10日前から文化包丁を買って殺害の機会をねらっていた」と犯行の動機を自供した。

この事件では、Mの両親は息子の精神変調を認識しており、必ずしも手をこまねいていたわけではなかった。両親は何度か精神科をたずねて相談をしていたが、有効な手立ては見出《みいだ》せなかった。思春期が専門という大学教授にも相談に行ったが、そこでは、「思春期の一過性の症状なので、言うことを受け入れなさい」と言われただけだった。

ある時、身体の具合を診てもらおうと説得して、総合病院の精神科を受診しようとしたが、Mは精神科のプレートを見ただけで病院から逃げだした。

統合失調症の好発年齢は、10代後半から20代の前半である。潜在的に進行し、次第に幻聴や周囲に対する被害妄想が活発になることが多い。この疾患の重大な問題は、患者本人の病気に対する認識（これを病識という）が希薄な点であり、治療の必要性を理解しないことが多い点である。

彼らは幻聴を幻覚ではなく実際の音声であると認識し、「嫌がらせを受けている」「盗聴されている」といった被害妄想を現実の出来事とみなしている。被害妄想が高じたとき、彼らは妄想の相手に反撃を行うこともある。これが暴発的な暴力として露《あら》わとなる。

ほかにも、未治療の統合失調症による理不尽な殺人事件は繰り返し起きている。２０１５年２月５日、紀《き》の川《かわ》市で、小学５年生の森田都史《もりたとし》君が殺害された。遺体は凄惨《せいさん》な状態だった。腕、頭、胸などに十数か所の刺し傷があり、ほぼ即死状態であった。特に頭部はナタによって骨が割られているというむごたらしい有様だった。

犯行から2日後の2月7日、被害者宅から程近い場所に住む、中村桜洲《なかむらおうしゅう》容疑者（22）が逮捕された。容疑者の自宅からは、刃渡り40センチのナタなどの刃物が発見され、その刃先は被害者の傷口と一致していた。

当初、中村容疑者は犯行を否認し「男の子を見たこともない。事件のあった時間帯は家でテレビを見ていた」と話していたが、被害者のDNAを含む血痕《けっこん》が押収した刃物から発見されるに及び、犯行を認めた。

中村容疑者は犯行の動機について、以前から被害者にからかわれていたことに加えて、事件の当日、「庭でダンベルを使った運動をしていたところ、男の子が木の枝を振り回してからかってきたので犯行を決意した」と供述している。

しかし、小学生にからかわれた程度のことで、このような残酷な犯罪を行うということは、短絡的、衝動的過ぎることは明らかであり、常識的には理解できない。

中村容疑者の精神が常軌を逸した状態にあったことは明らかである。経過を考えると、この犯行時、中村容疑者には、「被害妄想」が活発にみられたと考えるのが適当であろう。これは、彼の生活ぶりからも推測できる。

中村容疑者は、大学教授の父と教育熱心な母の元で育った。両親は、高野山大学の先輩後輩の間柄であった。子供時代には、はっきりした不適応も、特に変わった様子もなかったらしい。成績は両親の叱咤《しった》にもかかわらず中位前後で、希望する高校には進学できなかった。

高校では剣道部に所属したが、練習についていけなかったため、1年の夏に退部してしまう。その後は授業にも遅刻や欠席が目立つようになり、高2の夏に退学となっている。先にも述べたように、10代後半のこの時期は統合失調症の好発時期である。中村容疑者にもこの病が潜行性のものとして発症していたと考えられる。初発の統合失調症は、単なる「引きこもり」と区別がつきにくいことがある。初期には、幻聴や被害妄想などの特有の症状は目立たないものの、次第に奇妙な言動が出現することが多い。

中村容疑者の場合も、5年あまりの引きこもりの間に、精神的な変調を示す行動が目立つようになった。近所の人は、彼が上半身裸になって、大声を出しながら太い木の棒を振り回しているのを何度も目撃している。

1月初旬のこと、中村容疑者は紀の川の土手で竹刀を振っていたところ、被害者の少年たちにはやしたてられ、指をさして笑ったり、素振りをする姿をまねしたりしてからかわれた。

この出来事をきっかけとして、中村容疑者は、被害者の自宅周辺をうろうろしたり、被害者の兄を、傘を手にして追い回したりした。こうした執拗な行動は幻聴や被害妄想に基づくものであったと考えられ、それが無残な殺戮《さつりく》に行きついたのである。

先に述べた事件の犯人Mは、実際は幻聴に過ぎなかったのであるが、「大家や隣人の立てる騒音によって気が狂いそうになり、このまま死んでしまう前にあいつらを殺した。悪いのはあいつらで、自分に責任はない」と犯行直後に述べた。中村容疑者の動機もこれと類似のものであったと考えられる。

それでは、この悲惨な犯行は防げなかったのだろうか。罪のない子供の命は救えなかったのだろうか。おそらく家族は、中村容疑者の精神変調に気がついていたはずである。それにもかかわらず、どうして病院を受診させようとしなかったのか？

統合失調症の患者には病気の認識がない。さらに多くの場合、被害妄想によって周囲に対して警戒的で、衝動的な暴力行為につながりやすい。患者を放置した家族はバッシングを受けるだろうが、現実には家族にとって患者を病院に受診させることは至難のわざである。さらに症状が重症であればあるほど、受診に結びつけることが困難である。

それでは、他に方法はないのであろうか。過去の時代、家族が要請すれば病院によっては精神科医が患者の自宅まで往診をし、その場で患者を説得したり、あるいは興奮が激しい場合は鎮静薬などを静脈注射したりして、そのまま病院に入院させることが行われていた。しかし現在では、このような方法は「人権」を侵害するものとして認められない。それにもかかわらず、警察や救急隊もなかなか係わってくれないのが現状である。

なおこの事件の被疑者の診断については、一審の精神鑑定では統合失調症、二審では発達障害と診断され、意見が一致していない。ただし鑑定医の法廷での証言を見る限り明らかな発達障害の特徴は認められず、この診断は誤診であると考えられる。

第5章　カウンセリングと精神分析

名探偵モンクの病

アメリカのテレビドラマを見ていると、登場人物がカウンセラーや心理療法家の面接を受けているシーンに出会うことがよくある。たとえば、少し前の作品になるが、『名探偵モンク』というコメディタッチの人気ミステリドラマがある。

主人公であるエイドリアン・モンクは休職中の刑事だ。モンクは一見すると冴《さ》えない小柄な中年男性だが、並外れた記憶力と推理力を持っている。彼は現役時代に、難事件をいくつも解決した名探偵だった。ところが、妻のトゥルーディーが何者かに殺害されたことをきっかけにメンタルダウンしてしまい、普通の日常生活を送ることも難しくなった。

子供時代から、モンクには「確認癖」がみられた。ちょとしたことでも気になることがあると、何度も確認しないではいられない。それに加えて妻の死後、高所恐怖症の他、非常に多くの恐怖症が悪化した。

モンクは、恐怖症の対象が存在すると途端に取り乱し、パニックとなってしまう。特にひどいのは清潔、不潔に関するこだわりで、「細菌恐怖症」のモンクはいつもウェッットティッシュが手放せない。このためモンクは看護婦であるシャローナを助手として雇っていた。モンクがパニックになりそうになると、彼女がウェットティッシュを差し出すのである。

モンクは、精神医学的には「強迫性障害」（強迫神経症）である。物語の本筋ではないが、モンクは精神科医の治療を定期的に受けていた。多いときには週に数回受診をし、時に支払いできないほどの高額の費用がかかっていたが、長年にわたって1回1時間あまりの面接を続けていたのである。

モンクの主治医のクローガー先生はベテランの精神科医で、モンクの心の支えになっていた。けれども、先生自身も思春期の息子との関係に悩んでいるという皮肉な設定になっている。

モンクが治療を受けているのは、クローガー先生の個人診療所である。広々としリラックスできる部屋で、慌ただしい日本の病院の診察室とは比べ物にならないほどすべてが整っている。医師と患者は斜めに向き合ってゆったりと腰を下ろし「対話」を続けている。

ただ、モンクの「恐怖症」の症状は、治療を継続してもいっこうに改善がみられていない。ドラマの中で彼は探偵として大活躍をする一方で、患者としては、クローガー先生と治療への依存ばかりが目立つようになっていく様子が描かれている。

カウンセリングの有効性

米国におけるほどポピュラーとは言えないが、日本においてもカウンセリングや心理療法は盛んに行われている。多くの大学に心理学科がもうけられ、学生の人気も高いようである。ただここで疑問がわいてくる。現実の症例においても、またドラマの中のモンクの症状が一向に改善しなかったことを考えてみても、カウンセリングや心理療法は、患者あるいは相談者にとって本当に有効なのだろうか。

こういった治療は、彼らの症状を改善させ、再び人生に立ち向かえるように勇気を与えていくものであるべきである。また治療の現場であっても、一般的な意味からも、相手の話をしっかり聞くことは対人関係の第一歩であり、そういった「傾聴」のプロセスが重要であり、コミュニケーションの基本であることは明らかである。

けれども、実際のカウンセリングの現場を見ると、十分な成果があがっていないことはまれならずみられる。それどころか、患者さんの症状が悪化した例も存在している。もっとも身体の病気と異なり、何を指標にして「改善」とみなせばよいのかという点についても検討する必要がある。

信頼する治療者、相談者が存在することは、患者にとって心強いことは明らかである。ただ大きな問題は、心理療法による手法に、確立したものは存在していないという点である。もちろん、書店の心理学のコーナーにいけば、数多くの心理学派の理論書や症例集を数多く手に取ることができる。しかしそこに統一された見解は存在していないのである。この章においては、カウンセリングや心理療法について、その意義や有効性について改めて検討してみたい。

心のケア

現代社会において、「心の悩み」や「心の問題」が重大なものとなっていることは、多くの人が実感していることだろう。職場や学校における健康上の問題は、身体的な疾患よりも、精神的な事柄がはるかに重要な問題となっている。

こうした状況において、「心の悩み」や「精神的な病気」に対する対処法として、カウンセラーや精神科医などによる「対話」や「面談」の重要性が指摘されてきた。企業における産業医の仕事も、現在はうつ病などの精神疾患への対応が大部分を占めるようになっている。

けれども、はたして、カウンセリングや心理療法における「対話」によって、人の気持ちや考えを変えることや、辛《つら》い状況にある人を救うことができるというのは事実なのだろうか。さらに、「病気」の症状を改善させることが可能なのか。この点について確信を持てない人は多いと考えられる。

「心のケア」の重要性が唱えられるようになったのは、1990年代に起きた阪神淡路大震災がきっかけである。それ以後、重大な災害が起こったときには、必ず「心のケア」が話題として取り上げられるようになり、また社会的にも小中学校にスクールカウンセラーが配置されるなど、以前よりは手厚いケアを行う体制ができつつあるように見える。

またうつ病や自殺の問題が増大したのも、同じく1990年代の後半からである。精神科のクリニックを受診するうつ病患者の数はそれまでの倍以上となり、また自殺者数も年間3万人を超える状況が持続していた。

こうした状況において、「心のケア」の重要性が指摘されるようになった。ただし、現場の実態はよい方向に進んでいたとは言えなかった。学校における不登校やいじめの問題は一向に減らないし、また一時のピーク時よりは減少したものの、うつ病患者の数も自殺者数も高止まりしたままである。現在のコロナ禍の状況において、自殺者は増加している。

これらは、心のケアが十分に行われていないためなのかもしれないが、実は、もっと大きな問題が存在している。第一に「心のケア」、すなわち、カウンセリングや心理療法の手法に関して、必ずしも定まったもの、確実な方法論が存在していない点があげられる。

このように述べると、世の中には大勢のカウンセラーがいて様々な問題に対応しているではないか、あるいは精神科医や心理士は日々患者に対して心のケアをしているのではないかという反論があるかもしれない。またカウンセリングや心理療法に関する書籍や文献も山のように存在しているという意見もあるだろう。

確かに、それらは指摘の通りである。一般的には、カウンセリングや心理療法は良いもの、有効なものであると認識されている。そして、多くの大学の心理学科においては、カウンセリングや心理療法の理論や技法が「臨床心理学」として講義されたり、実習のテーマになったりもしている。

医療の現場においても、認知行動療法をはじめとして「対話」を中心にした治療法が推奨されている。薬物療法を否定的に論じる人においても、心理療法については無条件に推奨することが珍しくない。

けれども現在の状況について話をすると、カウンセリングや心理療法には多様な流れがあり、「標準的な方法」と言えるものは実は存在していないのである。

精神科の臨床においては、患者の診断のために症状について詳しく問診し、また治療のためにさまざまな説明を行うことは珍しいことではない。これらは診断や治療のプロセスであり、カウンセリングや心理療法ではない。けれども一般にはこのような情報を得るプロセス、説明をするプロセスも、カウンセリングとして受け取られているようである。

実際の精神科の臨床の中で、受診者の「心の秘密」に深く踏み入るような治療に至ることは、あまり多くはない。それは危険な領域だからである。比喩《ひゆ》的な表現になるが、ようやく癒《い》えた心の傷からかさぶたをはがし、血まみれにするような行為となることもあるからだ。

詳細は以下において述べるが、多くの心理療法や臨床心理学のベースとなっているのはジクムント・フロイトによる精神分析の理論である。精神分析は、上記のような「心の血」を流すことを求める治療法である。そしてこの理論そのものに対する批判も多く、有効性の証明はされていない。

フロイトの写真

広い額にあご鬚《ひげ》、眼光鋭いその人物は葉巻を手にしてじっとこちらを睨《にら》んでいる。そのまなざしは鋭いが、どこか優しく包み込むような雰囲気を持っている。ジクムント・フロイトと言えば、この重々しい雰囲気の写真が思い浮かぶ。

医学の分野を超えてフロイトの名前は広く知られているし、精神分析の創始者として彼の名前は、今後もその功績とともに長く語られていくに違いない。けれども、フロイトが世界に与えた「災厄」について、多くの識者はきちんと認識していないように思える。

20世紀の後半において、精神分析はある意味「世の中」の流行となっていた。アメリカでは、精神疾患の治療と言えば、まず何よりも精神分析であった。日本においても、『「甘え」の構造』（土居健郎）や『ものぐさ精神分析』（岸田秀）など精神分析家の執筆した本がベストセラーになり、知識人にとっては必須のアイテムだった。

精神医学においても、精神分析は重んじられていた。30年あまり前の古い記憶になるが、印象的なエピソードがある。筆者がまだ研修医であったころのことである。ある旧帝大の精神科教授であった人物による小人数の講義を聞く機会があった。

その教授の専門は薬理学で、講義の内容は精神科の薬物療法についての予定であった。ところが、彼が語り始めたのは、自らが行った精神分析による治療の話だったのである。

その教授は精神分析を専門にしていたわけでもなかったが、精神医学の中で精神分析にもっとも強くひかれ、長椅子を用いた古典的な精神分析の手法による治療を実践していたことを語りだした。これには、ずいぶん驚かされたことを覚えている。

1960年代から70年代にかけてのいわゆる反体制運動は、マルクス主義とその亜流が旗印となっていたが、フロイトの思想はそれを陰から支えているものであった。マルクス主義とフロイトの思想は相性がよいらしく、しばしば強固に結び付いていた。さらに、詳細については別に述べるが、構造主義などモダンな哲学のベースに存在しているのも、フロイトの思想なのである。フロイトの名前は陰に隠れていることも多いかもしれないが、彼の思想が現代人の考え方や文化に大きな影響を与えていることは明らかである。

精神分析の登場

患者はベッドに横たわるか長椅子に寝そべって、自らの「物語」を語っているかたわらに、精神科医が重々しい雰囲気で座って患者の話を傾聴している、これが精神分析のオリジナルな治療風景である。

古典的な精神分析とは言わないまでも、「対話」や「カウンセリング」が精神疾患の主要な治療法であると多くの人は思っているようである。米国のテレビドラマにおいても、冒頭で述べた『名探偵モンク』のシリーズなどで、精神分析医が登場して活躍していることをたびたびみかける。ちなみに、モンクの治療風景は、古典的な方法とは多少異なっている。最近では長椅子を用いるより、クローガー先生のように、対面して行う方法が一般的である。

精神分析において、患者は自分の精神的、身体的な症状について述べることに加えて、自らの過去の「ヒストリー」について語っていく。それは複雑な家族関係であったり、こじれた異性問題であったりする。ときには、虐待、家庭内暴力、あるいは犯罪行為などかなりブラックな内容を伴うこともある。

治療者は患者の話を聞き続けるが、治療者からは具体的なアドバイスをしようとはしない。対話の中で、患者は現在の時点における問題だけにとどまらず、自由連想や夢などをたよりにして、次第に自らの幼児期の侵襲的な体験（トラウマ、あるいは心的外傷）にさかのぼっていく。精神分析では、この「トラウマ体験」が人の精神世界を規定しているとみなしている。

精神分析においては、治療の過程の中で、患者は自らの内面で抑圧された感情（葛藤《かっとう》）を認識することができるようになり、この「洞察」によって症状の改善や治癒につながると論じられている。

つまり正しい洞察を得られることによって、患者は自らの症状の象徴的な意味を自覚し、それによって精神的な危機を乗り越えていくことができる、というのである。けれどもこのようなプロセスは実証されているわけではない。

フロイトは今日のヒステリー（解離性障害）に相当する症例などを元にして、人の行動原理は本能的な「性的欲望（リビドー）」により支配されていると断定した。フロイトはこの「性欲一元論」に基づいて、ヒトの人格の構造や精神の発達段階などについて、独自の理論を提唱した。

当時の医学界の主流は、このフロイトの治療理論（力動心理学）について、無視をするか激しい嫌悪を示した。ところが在野の医師たちは、フロイトの学説はヒトの「心の秘密」を明らかにするものとして熱狂的に迎え入れた。さらに人文科学の分野においても、理論的な支柱として取り入れられることとなったのである。

20世紀の前半においては、精神疾患に対する有効な治療法が確立していなかったこともあり、治療においても精神分析が席巻した。特に１９５０年代の米国においては、今では信じられない話であるが、ほとんどの精神科医は精神分析を有効な治療法と信じ、それを実践していた。

精神分析の治療の対象はヒステリーから大幅に広げられ、他の神経症（不安障害など）や統合失調症、パーソナリティ障害までも治療対象とされた。けれども、治療面における精神分析の有効性は、科学的なレベルでは実証されなかったし、いまだにされていない。

精神分析の凋落

精神分析の「栄光」は、短期間しか続かなかった。１９５０年代以降、精神医学の分野において、画期的な新薬が多数発見、開発され、薬物療法が精神科治療の主流となった。それとともに精神分析のポジションは凋落《ちょうらく》し、多くの精神分析医は「転向」して他の分野に専門を変更するものもでてきた。

前述したように、そもそも精神分析は、治療法として「有効性」が明らかとは言えないものであった。古典的な精神分析では、連日にわたり、１回１時間あまりの「治療」を数年にわたって続けることを原則としている。つまり時間的にも金銭的にも患者は重大な拘束を受ける。

これに対して、薬物療法の効果は迅速である。精神分析が主な治療対象とした神経症に対する薬物療法（抗不安薬）の有効性は高く、数日のうちに症状の改善がみられるケースも珍しいことではない。

精神分析によれば、精神疾患（神経症）の多彩な症状は小児期の外傷的な体験（トラウマ）などを原因とする精神的な葛藤が表れたもので、自らの心理的な問題を「洞察」することによって症状の改善がみられるとされてきた。ところが、薬物という化学物質によって精神疾患の症状が簡単に改善してしまうことは、衝撃的な事実であった。

あらためて考えてみると、精神分析が多くの批判を受けながらも、知識人においても一般大衆レベルでも、幅広く受け入れられた理由として、「性的衝動」というこれまでタブーであった事象を、ヒトの精神現象における重要な要素として取り上げたことがあげられるだろう。

ただそれ以上に忘れてはならないのは、フロイトの理論が、まるで人の精神の「秘密」をすべて解き明かしたかのように、整然と自信満々に展開されていたことに多くの人が魅了された点である。これまでだれにも説明できなかった不可思議な「心」というものを、一見したところ「科学的」に説明したかのように思わせたのである（この点は、今日の「脳科学」のポジションと似ている）。

臨床における有効性が否定されているにもかかわらず、いまだに人文科学の領域においては、精神分析が隠然とした力を持っているのは、同様の理由によるものである。

精神分析にとってかわれるような理論体系は、現状では存在していない。軽薄であまりあてにならない「脳科学」は存在しているが、精神分析の代わりになるようなパワーは持っていない。

世界は性的なエーテルで満ちあふれている、というのがフロイトの基本的な考えである。フロイトは人の行動における原理として、「性的衝動」を随一のものと主張したが、人をそれほど単純なものとみなすことは、誤りである。

フロイトの元で精神分析を学んだユングは、内的な「ヌミノーゼ（聖なるもの）」を精神現象の本質としてとらえたし、オーストリアの精神科医のアドラーは「権力への意志」が行動の原理であると主張した。人の行動原理は多様というのが現実的な話であり、「性的なもの」も、「権力やパワー」「聖なるもの」も行動原理になりうるのである。

けれども、このような人の行動原理を単純に学説として主張するということ自体が「フロイト的」であり、彼らがフロイトの亜流であるように見えてしまうのもまた事実であった。

マルクスとフロイト

ここで注目する必要があるのが、精神分析とマルクス主義の関係である。精神分析の歴史を振り返ってみるならば、それはマルクス主義がたどった「隆盛」と「崩壊」の歴史と似通っている部分が多い。

経済、社会の改革を高らかに唱えたマルクス主義であったが、元来の理想的な理論とは異なり、現実世界においては、クメール・ルージュによる大量虐殺やソ連邦の崩壊をはじめとして、多くの悲惨な出来事を生み出した。今や世界中の脅威となっている独裁国家、北朝鮮は、もっとも醜悪なマルクス主義の末路であることは明らかだ。

マルクス主義が経済や社会の改革という側面において、多くの人の心をとらえた時期から少し遅れて、精神分析は医学の枠を乗り越え、人文科学の領域を侵食した。哲学や文芸批評、さらには言語学、文化人類学などの分野で、精神分析的な概念が猛威を振るった。「抑圧」や「幼児期のトラウマ」などの概念を持ち出せば、さまざまな文化的な現象をもっともらしく説明できるわけで、「エセ精神分析」の理論はいまだに重宝されている。

ここで興味深いのは、マルクス主義と精神分析が手を結んだことである。新フロイト派（フロイト左派）という一派がある。これについてブリタニカ国際大百科事典は、次のように説明している。

１９３４年ころから第2次大戦後にかけて、アメリカ、ニューヨーク精神分析研究所のK・ホーナイを中心に興った、新しい精神分析学の一派。文化学派、フロイト左派と呼ばれることもある。従来の正統精神分析学が、生物学主義に立脚してリビドー仮説を重視したのに対して、この派の人たちは、人間をとりまく環境や文化的条件をより重視し、神経症の原因のみならず、精神分析的諸概念をも、比較文化論的、社会学的、人間関係論的見地から、批判的に検討し直した。

ホーナイもフロムも20年代のベルリンで研究し、マルクス主義の影響を受けたが、そこから社会学や人類学、社会心理学など社会諸科学とフロイト主義を結合する試みを行い、大きな影響をひろげた。

おそらく、マルクス主義と精神分析は、その根本的な部分において類似性が大きい。この二つの「思想」が生まれた時代は、まさに今日の物質中心の経済社会、商業社会が形成されつつある時期であった。

マルクス主義は、宗教などを非合理的なものとして排除した所を出発点としている。一方で精神分析は、精神的な機能をすべてエネルギー（リビドー）として説明する。つまり、マルクス主義も精神分析も、極めて物質的な世界観がベースにあるわけで、これは19世紀から20世紀にかけての世相を反映している。この物質主義的な二つの思想は、20世紀という時代の主要な構成要素であったといえるのかもしれない。

精神分析の現在

現在、精神医学の分野では、古典的な精神分析の手法は時代遅れとみなされている。これにとってかわり、その有効性はどうあれ、最近は「認知行動療法」が花盛りとなっている。精神分析に関連した専門学会はいくつも存在しているが、フロイトの思想そのものをしっかり学ぼうという風潮はあまりないようだ。

その一方で、人文科学の分野ではどうだろうか。実はフロイトが人文科学に与えた影響は、はかり知れないものがある。医学の分野より、いまだに分が良いように見える。ミシェル・フーコーやジャック・ラカンなどの思想家は精神分析とのつながりが大きいし、レヴィ＝ストロースによる構造人類学についても、フロイトから影響を受けている。文学の分野でも、いまだにフロイト理論を使用した批評にしばしばお目にかかることがある。

精神医学の立場からみると、フロイトの理論には、明らかな誤りが多数認められる。この点は、心理学者のアイゼンク（『精神分析に別れを告げよう』）やロルフ・デーゲン（『フロイト先生のウソ』）が批判を行ってきた通りである。

けれども不思議であるのは、こうした批判にもかかわらず、フロイトや精神分析がたいしたダメージを受けることもなく生き延びている点である。心理療法の分野において、フロイト自身の名前は一見したところ忘れられているように見えるが、前述した認知行動療法は実は精神分析の実質的な「後継者」である。

また現在、大学の心理学科は人気の高い学科である。心理学の分野は幅広いものを含んでいるが、多くは臨床心理学を中心としたものとなっている。そこで教えられるテーマは心理療法や精神療法が中心であるが、その多くはフロイトの精神分析がベースになっているか関連性が大きい。

つまりフロイトの精神分析は、一見表舞台から消えたようにも見えるけれども、精神医学や心理学の分野で、あるいは人文科学の分野でいまだにしっかり生き延びている。フロイトを甘くみてはいけないのである。

スーパービジョン

精神分析などの心理療法には、「スーパービジョン」という教育制度がつきものである。スーパービジョンというと何やら大げさに聞こえるが、要するに上級者による面接に関する指導である。具体的な方法は多様であるが、面接の経過を記録にし、それに対してコメントやアドバイスをしてもらう場合が多い。

30年あまり以前のことになる。私自身もスーパービジョン的なレッスンを受けた経験があった。ただそれは精神分析的なスーパービジョンではなく、通常の外来患者との普通の面接治療に関するものだった。

私は精神科の研修医で、特定の患者について、毎週時間をかけて面接を行っていた。面接時には、対象となる患者の了解を得て、面接の内容をカセットテープに録音した。1回の面接の時間は15分から30分くらいであった。カセットテープを用いたというところに、時代を感じさせる。

面接の内容については、上席の医師であるM先生がコメントをしてくれた。すでに鬼籍に入られたが、M先生は独特な魅力あるキャラクターの人で、変わり者と言ってもよい人だった。精神療法の世界では、「達人」という言い方がされることがあるが、M先生はまさに臨床の達人と呼べる人であった。

M先生は、教師をしていた自らの父親が統合失調症であったと述べた。再発を繰り返し、中年以降は用務員のような仕事をあてがわれていたという。その身の上話が事実かどうかはわからないが、M先生の精神科患者、特に統合失調症の患者に対する熱意は尋常ではないほど濃密だった。

患者に対するピュアな使命感から、ハードワークをいとわない医師はしばしばみかける。けれどもこういう場合、患者への熱意は、患者の自由や人権といった方向に流れてしまうことが多い。その代表的な例が、第3章で述べた「治療共同体」の実践である。

いわゆる「治療共同体」の考えは、多くのを精神科医の心をとらえた。治療共同体においては、スタッフと患者の間に上下関係も管理もない開放的な治療空間を理想的なものと想定した。こうした試みは、いわゆる反体制的な医師やスタッフの元で、様々な施設で行われた。

前述したように英国のロナルド・D・レインは、1965年、ロンドン東部のキングスリー・ホールで新たな治療共同体の理念による「活動」を開始した。けれどもこのようなヒッピーのコミューンのような治療活動は、当然ながらどの場所においても長続きしなかった。

これに対してM先生は極めて現実的な人であった。M先生は統合失調症患者の多くが、日常生活、社会生活における実際的な技能に問題のあることを明確に理解していた。統合失調症においては、病気による「欠陥」がみられることを鋭く認識していた。

M先生は多くの若手医師のスーパービジョンをしていたが、そのコメントは簡潔で的確なものが多かった。私の記憶は曖昧《あいまい》な部分が多いが、「それぞれの場面で、患者がどういう気持ちを感じているかいつも考えるようにすること」や「自分の意見を言いすぎないように注意し、患者の話を聞く姿勢を見せること」など、真っ当な内容であるが、すぐにはできないことを指摘されたのを覚えている。

第6章　ヒステリーと神経症

ヒステリー

フロイトが登場する前夜、18世紀から19世紀のヨーロッパにおいて、医師たちを悩ませていた疾患が、今日の「ヒステリー」に相当するものであった。この病名としてのヒステリーは、俗語としてのヒステリーとは内容が異なっている。

たとえばよくみられる身体の症状として、「痛み」がある。頭痛や腰痛で悩んでいる人は数多くみられる。けれどもこうした痛みに明確な身体的な異常が伴っているかというと、必ずしもそうとは言えない。原因がわからない「痛み」は、実のところかなり多い。

このような身体的な症状は、本来は内科、整形外科などが扱うべきものである。けれども実際に精査を行っても、多様な身体的な症状に明確な原因が見出《みいだ》せないことは珍しくない。

痛み、吐き気、めまい、けいれん発作などの症状で病院を受診するかなりの患者について、検査で異常がみられないことはよくある。実は外来を受診した患者の半数以上に、身体的な異常は発見されなかったという報告も存在している。

このように、身体的に明確な異常がないにもかかわらず、さまざまな身体的な症状を持続的に示す状態を「ヒステリー」と呼んでいる。具体的には前述した「原因のはっきりしない痛み」「歩行障害」などの運動面での障害に加えて、「目が見えない」といった感覚面での障害なども含んでいる。

こうしたヒステリーの症状に対しては、さまざまなトリックやウソの入り込む余地が存在している。身体的な異常がみられない場合、通常の医療はそれ以上の診療を行うことはできない。しかし、患者当人は納得しないし、「治療」を求めてくる。検査で異常がないといっても、痛みなどの症状は持続しているのである。

そもそも症状があるといっている当事者の訴えが疑わしいこともある。しかしヒステリーと診断がつくケースにおいては、本人が積極的にウソをついているという自覚はないし、そのような「症状」を実際に感じているのである。

通常の医療がギブアップした場合、登場するのが、いわゆる代替医療である。代替医療には多様な内容のものがある。効果がみられる可能性を持つ医療に近い治療法もあれば、どう考えてもまがい物としか思えないものも少なくない。

過去の時代のヒステリーにおいては、単なる痛みなどにとどまらず、さらに重い症状の患者も珍しくはなかった。あるものは、原因なく「視力がなくなり」、またあるものは神経にも筋肉にも異常がないにもかかわらず、立ち上がることができなくなった。このような患者は、女性の比率が高かった。

代替医療

異常がないと言われた患者の中で、一部の患者は病院を転々とすることになる。いわゆるドクターショッピングである。西洋医学はダメだからと、高額な漢方の自費診療にすがる人もみかける。

また代替医療にすがる人も少なくない。時には相当高額な金を払い、「気功」などの怪しげな治療法を頼りにする。不思議なことに、こうした根拠のない治療が効果をあげたように見えることも起きている。

たとえば代替医療が「痛み」に対して目覚ましい効き目があるように見えるのは、そのような痛みの本体が心理的な原因によるためかもしれない。しばらく前に話題になった民間療法に、「ごしんじょう療法」というものがあった。これは「ごしんじょう」と呼ばれる金の棒を患部に当て、痛みなどの改善をはかるものであるが、少なくない著名人がこの

「治療法」を推奨していた。胃がんにも延命の効果があったと主張されていた。

身体的な異常がないにもかかわらず痛みなどを知覚することは、ある種の「幻覚」に近いと言えるようにも思える。この場合、患者本人は痛みを感じているわけで、意識的にウソをついているわけではない。患者は「偽りの現象」であるにもかかわらず、症状を執拗《しつよう》に訴えるのである。

多くの代替医療は科学的には根拠のないものであるにもかかわらず、このような症状を固定化してしまう働きがある。それでは、通常の医療ではどうかというと、異常はないと冷たく突き放すか、あるいは効果があるとも思えない薬物を延々と投与し続けることになるケースが多く、なかなか適切な対応は難しい。

二人の奇人

このような身体に異常がみられないヒステリーにおける治療について、18世紀に活躍した二人の「奇人」が名を残した。一人は錬金術師と名乗り、自ら「伯爵」と偽称したカリオストロという人物である。

シチリア島生まれのカリオストロは貴族社会に入り込み、当時の神秘嗜《し》好《こう》の流行に乗って、錬金術による医療や降霊術による予言の儀式を行った。カリオストロの「治療」は成功し、彼の元には多くの「信奉者」が集まった。

実はカリオストロは貴族どころか貧しい家の生まれであり、窃盗、詐欺、紙幣偽造などの犯罪を繰り返し行ってきた人物だった。その一方で彼は社交サロンの寵児《ちようじ》として、貴族や王侯を魅了した。

修道院で薬学を学んだカリオストロは、独自の鎮痛薬、強壮剤、媚薬《びやく》などを作ることができ、本職の医者に劣らない腕前を持っていた。また降霊術における霊との交信が「治療」となることもあった。

カリオストロの「治療」は貴族を対象とすることが多かったが、ロシア滞在時には貧しい一般民衆に無料で治療し、大きな支持を集めたことが知られている（『最後の錬金術師カリオストロ伯爵』イアン・マカルマン、草思社）。

詐欺師であると非難されることの多いカリオストロであるが、一方でかなりの人気があり、その生涯は何度も映画化され、モーツァルトの『魔笛』においても、ザラストロという名で登場している。心理学の分野において、錬金術への傾倒は、カール・G・ユングが提唱した「分析心理学」に引き継がれることとなる。

メスメル

もう一人の「奇人」が、オーストリアの医師、メスメルである。ドイツ生まれの医師であるメスメルは、「動物磁気」の概念を提唱したことで知られている。彼はこの「動物磁気」を用いて今日の「ヒステリー」に相当する多数の患者の治療を実践し、大きな成功を得た。

メスメルは１７５９年に、ウィーン大学で医学の勉強を開始し、１７６６年には、『人体への惑星の影響について』という博士論文を発表し、月や惑星の人体および病気への影響を論じた。

彼は人体の中にも潮の干満があり、その原因は太陽や月の運動に違いないと主張した。このような考え方は占星術の影響を受けたものであることは確かであるが、後にこの「学説」は、イギリスの医師リチャード・ミードの著作の盗作であることが明らかにされている。

１７６８年にメスメルは、オーストリアのウィーンで裕福な未亡人マリア・アンナと結婚し、医者として開業した。彼は音楽に造詣《ぞうけい》が深く、ウィーン時代にはモーツァルトなどのパトロンとなっている。ウィーンを出発点としたことは、精神分析の創始者であるフロイトと共通点がある。

動物磁気

メスメルは自分が患者に近づいたり、遠ざかったりすると、患者の出血量が変化することを発見したと主張した。このことから彼は、自分自身が「磁性」をおびており、その磁性によって患者の治療が可能になると結論づけた。

彼の「治療」においては、メスメルは患者の前に膝《ひざ》が触れあうくらいの距離で座った。両手で患者の両方の親指を押し、患者の目をじっと見つめる。メスメルは患者の肩から腕に沿って手を動かし、それから患者の上腹部を指で押して長時間そこに手を置いた。

多くの患者たちはこの「治療」によって奇妙な身体感覚を覚え、けいれんを起こして治癒したと記録に残っている。このような「治療」の成功によってメスメルの名声は高まり、彼のもとに様々な症状を持つ患者が殺到した。

さらにメスメルは、多くの患者を同時に治療するために、「磁気桶《おけ》」を考案した。磁気桶とは、中を水で満たし、桶の中にガラスの破片や石、鉄くずなどを入れたものである。

桶には鉄棒と紐《ひも》がつけられていた。患者たちはその鉄棒に身体をあて紐に結び付けられるとともに、お互い同士も綱でつながれ輪を作って桶を囲んだ。メスメルが近くに来ると、患者の何人かに不思議な身体感覚が生じ、それが次第に他の患者にも伝わって症状が回復することがみられた。

このようなメスメルの治療は、幾分、性的な雰囲気を伴うものであった。男性の治療者は女性と向き合い、自分の両膝で女性の両膝を締め付ける。男性は左手で女性の腹部をさすり、右手を女性の背中に回す。二人の身体が振動するように動き出すとお互いの顔が近づき、女性の「顔は次第に赤くなり、眼は燃えるようになる」。眼瞼《がんけん》はうるみ、呼吸は短くなったり、途切れたりするようになったのである（『ヒステリーの歴史』エティエンヌ・トリヤ、青土社）。

メスメルは自分の学説や治療法を医学的に正当なものと信じており、意図的に人をだまそうとしたわけではなかった。彼は自らの方法が、一般の医学界から承認されることを強く望み、当時の実力者に働きかけたが、当時の知識人たちは、メスメルを認めることはなかった。ベルンのある牧師はメスメルの治療について次のように記載している。

……メスメルは二人の人間に少しも触れることなく、実際にけいれんを起こさせた。われわれはそこではっきりと、彼の金で縁取りした衣装、いかさま師、魔術師のような動き、聞き慣れない言葉などが二人の患者を驚かせ、それがけいれんを起こさせるのを見た。（前掲書）

パリにおいてもメスメルは成功を収めたが、ここでもアカデミックな世界からは受け入れられることがなかった。もっとも、開業医や一般の人々の間で彼の名声は高く、磁気療法の入門書も広く出回った。

フランスの文豪バルザックは、彼の信奉者であったことが知られているし、バルザックの作品にはしばしばメスメルの治療のエピソードが記載されている。

メスメルの「動物磁気」による治療は催眠術の発見につながり、さらに後の時代のシャルコーによるヒステリーの学説やフロイトによる「精神分析」につらなっていくものであるが、今日の目から見れば彼の治療法は科学的な根拠のない暗示によるものであり、効果のない代替医療の一種であったと考えるのが適切であろう。

シャルコー

メスメルの後継者と言うべき存在が、フランス精神医学界の権威となったジャン・マルタン・シャルコーである。シャルコーは1825年生まれ、パリのサルペトリエール病院で、神経疾患、精神疾患などの治療と研究に従事し、多くの成果をあげている。

その一つが、シャルコー・マリー・トゥース病という神経系の難病の発見であり、また今日、筋萎縮《いしゅく》性側索硬化症（ALS）と呼ばれている疾患を、初めて報告したのはシャルコーであった。シャルコーは1872年にパリ大学病理解剖学の教授に就任し、さらに1882年になると、サルペトリエール病院の中に置かれたパリ大学神経学講座の初代教授の地位に就いている。

シャルコーはこのような神経疾患の研究とともに、今日のヒステリーに相当するケースについて検討を重ねた。シャルコーはてんかんに類似したけいれん発作を起こす「ヒステリー発作」に強い興味を示し、病院の公開講座において、催眠暗示によってヒステリー大発作を誘発することを示している。これはヒステリーが心因性であることの発見につながるものであった。

シャルコーは毎週火曜と金曜に、多数の学生や聴講生を前にして臨床神経学の公開の講義を行った。金曜の講義は診断の確定した症例を題材にしたが、火曜の講義では外来に診察を受けに来た患者をその場で初めて診察し、診断と治療法を確定しようとした。また新しい仮説を発表したのも、この講義の場面においてであった。

サルペトリエールは「磁石」という意味で、元々はルイ王朝のもと、1565年に建設された兵器庫だった。その後17世紀中ころ、サルペトリエールは公立病院に改められたが、一部は刑務所として使用されていた。18世紀には、病人と囚人を合わせて3000人から8000人を収容していたという。このような成り立ちは、世界最古の精神病院であるイギリスのベスレム王立病院に類似している。

前述したように、シャルコーはヒステリーの研究にかなりの精力を使った。感情的な葛《かっ》藤《とう》をきっかけとして、運動麻痺《まひ》、感覚障害、けいれんなどの神経学的症状を示すヒステリーにシャルコーは魅了されていた。

フロイトはこのようなシャルコーのヒステリーについての臨床、研究から出発し、精神分析を創設するにいたった。日本人では、1890年代にパリに留学していた三浦謹之助《みうらきんのすけ》がシャルコーに神経学の教えを受けたことが知られている。三浦は後に、東京帝国大学の教授に就任した。フロイトの研究もシャルコーと同様に臨床の実践から理論化されたのであり、症例についての細かい観察がベースにあるものであった。

治療法としての精神分析

フロイトの生み出した精神分析は、多くの独自の理論から構成されているが、学問としての体系よりも実践的な患者の治療が基本となっていることが多い。つまり理論よりも治療の現場を重視しているというのであるが、これは創始者であるフロイトの見解でもある。

現在の日本における精神分析の重鎮である藤山直樹氏によれば、精神分析は「精神分析」という現場の行為であり、「精神分析学」という学問体系ではないという。学問にしてしまうと、重要な部分が抜け落ちてしまうというのである。

確かに精神分析に限らず、数多くの「精神療法」について多くの書物が出版されているが、藤山氏の発言にある通り、いくら本で勉強したとしても、治療の現場に結びつかないことはまさにその通りである。

けれどもまた初学者にとって、精神分析は難解な理論の積み重ねにも見える。現場が第一という精神分析の主張は理解できる一方で、精神分析を学ぶには多くの「理論」や独特な用語を知る必要があることも事実であり、そこに大きな矛盾がある。

さらに付け加えれば、「精神分析は学問ではない」という主張は、精神分析の理論に多くの矛盾がある点に対する言い訳にも聞こえる。

排除の論理

まず注意する必要があるのは、精神分析による治療についての考え方に関し、フロイト自身も、また精神分析の実践者たちも、時代とともに考えが変化している点である。

当初のフロイトの主張は、「心の病気」は精神分析によって治せるということと、さらには精神分析によってのみ真の治療が可能であるというものであった。フロイトによれば、精神疾患の症状は表面的なものに過ぎず、その背後により重大な心的な「課題」が存在しており、その問題を解決しない限り真の改善には至らないという。

症状の背後にある問題とは、抑圧された無意識的な思考や感情の内容を示し、これらは過去のトラウマ（心的な外傷）と関連しているとされ、フロイトはこのような問題について患者が感情的に受け入れ納得すること（これを「洞察」という）によって、真の回復がみられると主張した。

精神分析あるいは精神分析的な心理療法は、このような考え方が基本になっている。精神分析が扱ってきた精神疾患は、主として今日「神経症」と呼ばれる疾患である。神経症には、不安神経症（パニック障害）、強迫神経症（強迫性障害）、ヒステリーなど多様なものが含まれているが、フロイト理論が比較的あてはまるのは、ヒステリー（「解離性障害」「転換性障害」）である。

確かにヒステリーにおいては、いわゆる「ストレス」によって多様な症状が出現しやすい。ただしこの場合においても、必ずしも「過去の辛《つら》い体験」が原因というわけではない。現実の困難さが直接のきっかけとなることが一般的である。一部の症例においては、過去のエピソードを繰り返し反芻《はんすう》すること（フラッシュバック）で、症状が悪化することもあるが、この場合も過去のエピソードが患者の中で抑圧され表面に出ていなかったというわけではない。

一方で、統合失調症やうつ病に対する精神分析の有効性は低く、特に統合失調症においては症状を悪化させるケースも少なくない。このような比較的重症の精神疾患は、病状が不安定であるために、精神分析を行うことが困難なのである。つまり、精神分析を受けるにあたっては、病状が軽症であるとともに、治療を受け入れるキャパシティが求められるのである。

精神分析の治療においては、患者の過去に起きた種々のエピソードまでさかのぼることになる。当然ながら、その中には、本人にとって辛い思い出や記憶が含まれている。さらに、精神分析の治療においては、患者にとっての辛い体験、あるいは記憶の底にある思い出したくもない事柄を仔細《しさい》に検討することを求められる。

このため、過去をさぐる作業は患者にとって辛い作業になり、精神的に安定した状態でないとこれに耐えられないことも多い。統合失調症などの疾患において、心理的にストレスに弱い状態である場合、この作業によって精神症状が悪化したり、過去の症状が再発したりすることも珍しくはない。

くり返すが、精神分析を行うにあたっては、患者を選別する必要がある。あるいは治療の対象とは言えない患者を「排除」しないといけないのである。まずここでは、失敗例をあげてみよう。

かつて、筆者の同僚の医師が精神分析に傾倒し、その当時担当していた若い女性患者Hさんに対して、精神分析的な心理療法を開始したことがあった。

その患者は境界性パーソナリティ障害と診断されていた人で、感情面の不安定さ、対人関係のトラブルがひんぱんにみられ、精神科への通院を続けていた。他者への攻撃性も強く、周囲の家族や知人の言動に激昂《げきこう》し、激しくやりこめられることがたびたび起きていた。

Hさんの主治医は、彼女の生育歴や過去の出来事について詳しい面接を行った。過去の交友関係や、親との確執などについても細かく聴取をした。そうした中で突然Hさんの状態が変化した。彼女は突然興奮状態となり、「自分はいつも監視され盗聴されている」という被害妄想を訴えたのだった。つまりHさんの場合、精神分析によって、これまではっきりしなかった統合失調症の症状を顕在化させてしまったのである。実はこのようなケースはまれではない。

精神分析の適応

どんな治療法にも「適応」というものがあり、その治療法にふさわしい患者とふさわしくない患者が存在している。当たり前の話であるが、糖尿病の人に抗がん薬を服用させても意味がない。治療の適応について最終的には担当している医師が判断するが、ある疾患に対してどのような治療が適切であるかについては、膨大な資料が存在している。

そういう文脈で言えば、精神分析の治療者が患者を選ぶのももっともだと思える。そもそも精神分析は時間も費用もかかる治療法である。原則として、精神分析の専門家は、週に4~5日、1回1時間以上の面接を求めている（現実的には、せいぜい週1回程度が普通である）。

このような治療に公的な健康保険は対応していない。料金の設定は治療者に任されているが、平均すれば少なくとも1時間に1万円程度はかかることが多い。仮に週4回の治療を受けるとすれば、ひと月に16万円、1年で、200万円ほど必要な計算になる。これは簡単に支払える額ではない。

実際の精神療法においては、週1回程度の治療を行っていることが多いが、精神分析の専門家によれば、この回数ではまったく不十分であるという。

また治療期間もネックとなる。精神分析の治療期間は様々であるが、最低でも1年程度は必要とされており、時には3年、4年と期間が長くなることも珍しくない。これも患者にとってはかなりの負担となっている。

このように、精神分析の治療を受けることは患者にとって金銭的、時間的な負担が大きいものである。実際のところ、精神分析を受けている患者は、学歴や知的レベルが高く、経済的にも恵まれた人が多い。さらには、患者の過半数が「健常者」であり、精神医学や心理学の仕事についている人が多いというデータもある。

つまり、精神分析は現実の臨床においてはほとんど用いられていない。その多くが、「教育分析」と呼ばれている健常者を対象としているものなのである。

実際フロイトの時代においても、治療者が患者として受け入れたのは、金銭的にも時間的にも余裕のある富裕層の人たちであり、あるいはこれから分析家をめざそうとする医師や心理士であった。つまり精神分析は、いうなれば、元来ブルジョアジーのための「治療法」であった。

治療の拒否

以前に筆者は担当していた摂食障害の患者について、精神分析を専門と自任している医師から、あっさり治療を断られた経験がある。摂食障害は投薬による改善が難しく、私はこういう人こそ、「精神療法」で治療してほしいと考えていたが、にべもなく門前払いをされた。その患者さんの経過については別のところで述べたことがあるが、ここでは概略を記したい。

金森富美子さん（仮名）は、一見すると、どこにでもいる「普通のうつ病患者」に思えた。彼女は東京育ちで、エスカレーター式の短大を卒業してから、大手の都市銀行に就職しＯＬとして数年勤務している。父親は中規模の商社の社長だった人で、実家は経済的には裕福であった。金森さんは28歳で結婚し、二人の子供を出産した。会社員である4歳年上の夫とは、見合い結婚だった。彼女は子供時代から几帳面《きちょうめん》で、特に問題を起こすようなこともなかった。結婚後も知人は多く、社交的な生活は変わらなかった。

ところがダイエットを始めたことから、彼女の生活は一変した。金森さんがダイエットに凝り始めたのは、第2子を出産してから1年後である。彼女は元々やせていたが、出産後なかなか体重が元にもどらないため、軽い気持ちでダイエットを試みた。そうしているうちに、ダイエットによって体重が減ることが楽しくなり、すぐに10キロ以上やせることができた。

一時は30キロ近辺まで体重が減少した。このため生理が来なくなり、次第にゆううつな気分が続くようになった。寝つきが悪くなって、金森さんはアルコールを飲むことがひんぱんになった。

無月経に対して彼女は近所の産婦人科を受診し、そこではホルモン注射を受けたが、注射の直後よりさらに意欲がなくなり、何に対しても興味が持てなくなった。また、ほとんど一日中横になっていることが続き、起き上がることができない状態となった。夜もよく眠れず、食欲がなく何を口にしてもおいしいとは感じなかった。

さらにいてもたってもいられないという不安が強い状態もみられたため、精神科に紹介された。精神科ではうつ病であると診断され、投薬によって一時的に精神状態は改善したが、特にきっかけなく、体が思うように動かなくてどうしようもない、生きていても仕方がない、死んでしまいたいという気持ちが強くみられるようになっていく。

このため、毎朝、体を起こすことがひどく辛くなった。さらに不眠が強くなり、睡眠薬が効かないといって、ウィスキー一本を一晩で飲み干してしまうこともあった。このため、家族の希望によって精神科に入院となっている。

けれども金森さんは入院治療に納得できなかった。精神科の外来では足をばたつかせたり、何度も同じことを聞いたりし、子供が駄々をこねているような様子だったが、家族の説得によってようやく入院することができた。入院後、彼女の状態は速やかに改善を示したため2週間あまりで退院となった。けれども、この後さらに深刻な状態が待っていた。

金森さんは精神科の退院後まもなくして、飲酒量が増えた。そのために肝機能障害がみられ、一時は内科に入院となっている。およそ1年後には、金森さんは一日中アルコールを飲み続けるアルコール依存症患者となっていた。彼女はほとんど食事をとろうとしなかったため低栄養状態になり、立っていることもできなくなった。

このため内科病院の医師は、精神科に治療を依頼してきた。再度精神科の外来を受診したとき、彼女は自分がアルコール依存症であることを認めようとはしなかった。ろくに食事もせず飲酒しかしない状態が続いていたため、彼女はやせ細っていたが、育ちの良い上品な雰囲気はまだ残っていた。しかし、アルコール依存症に関する治療を勧めても、一切提案に乗ろうとはしなかった。

依存症の治療を拒否した彼女は、自宅に引きこもり自分で断酒しようとしたが、小動物の幻視が出現した。この幻覚はアルコール依存症の離脱時に特徴的なものである。この時になって本人もようやく自分の状態が尋常でないことを自覚し、アルコール依存症の専門施設に入院となった。

その入院によって彼女の体調は改善したが、治療の継続は拒否し、短期間でその病院を退院した。このため、通常3か月は必要なアルコール病棟における本格的な治療プログラム（アルコール・リハビリテーションプログラム）を受けることができなかった。

病状の深刻化

再び金森さんは精神科外来に通院し、しばらくは安定した状態だった。ただ処方箋《しょほうせん》に睡眠薬や利尿薬を自分で書き加えて薬局に持っていくなど、多くの問題行動がみられている。また断酒は、わずかな期間しか続かなかった。

本人の話では、朝起きて自分の現実を見るのが嫌になり、人に会うことが苦痛に感じ、さらに生きているのがただ辛く思えてきて、何もかも嫌になったためつい飲酒するようになったという。彼女の酒量は次第に増加し、食事をしないで朝から飲酒をするようになることがひんぱんとなった。このため栄養状態が不良となり、再び精神科に入院となった。

「お酒をやめればよいことはわかっています。寝る前には、明日はやめよう、きっと明日はやめようと思うのですが、結局朝から飲んでしまうのです」

入院中、彼女は落ち着かない様子が続いた。身体的に衰弱しているため、看護スタッフが安静にしているように指示しても従わず、ホールに出てきてタバコを吸ったり、自分で点滴の滴下量を調整したりするような自分勝手な行動を繰り返した。また他の患者が冷蔵庫に保管していた牛乳を勝手に飲んでしまうこともみられた。

飲酒に関しては、「お酒は嫌いです。普段は飲まないのです。が、今日は気持ちを一時的にでも持ち上げようとして飲んだのです」と述べ、連日日中から飲酒していたことを認めようとしなかった。

本人に聞くと、飲酒するのはゆううつだからだと言う。朝が嫌で仕方がない。子供たちを学校に送り出しほっとした後に飲み始める。たいていは少しかたづけものをして、昼前から焼酎《しょうちゅう》を飲み始める。何かジュース類で割って飲んでいた。夕方になると少し元気になる。しかし家事をこなすまでの気力はわかないため、ぼんやりとしていることが多かったという。

さらに彼女は、今でも体重へのこだわりが強いことを話した。

「実はいつも体重のことを気にしていた。自分としては35キロがちょうどいい。今の30キロはやせすぎだと思う。やせようと思って下剤をまとめて飲んでいました。食事をしなくなるのは、体重のことが心配だからです」

入院時、低栄養と下剤の乱用のため、血液中のナトリウムやカルシウムなどの電解質濃度の低下が著明だった。病棟で金森さんは表面的には穏やかに過ごしていたが、２週間が経過しても、電解質のデータは改善しないどころかむしろ悪化がみられた。体重も一向に増加する気配がないため、いったん食べた食事を自分で嘔吐《おうと》しているか、下剤や利尿剤を乱用していると考えられた。

看護スタッフが荷物チェックをしたところ、予想していたように、彼女のカバンの中から多数の下剤と利尿剤が発見された。さらにその後のチェックで、薬物は、アイスクリームの箱や生理用品の袋からも見つかった。

また、ミネラルウォーターのペットボトルを調べたところ、中身は酒に入れ替えられていた。これについて問いただしても、「パニックになっていたので、何でそうなっているのかわかりません」と自分の非を認めようとしなかった。

その後も金森さんはこのような摂食障害とアルコールの問題を繰り返し、ある時家族の希望により別の病院に転院するまで、何度も精神科への入院を繰り返した。

経済的にも家庭的にも恵まれた状態にあった彼女が、どうしてこのような病気から抜け出せないでいたのか、なかなか理解することは難しい。ダイエットを開始してうつ状態になるまで、彼女は子育てを普通にこなしていたし、夫や他の家族との関係も良好だった。

あえて原因を探してみれば、一見経済的にも家庭的にも恵まれているように見える自分の状況に、彼女は満足できなかったということになるのかもしれない。本人自身、自分がなぜ体重にこだわり過度の飲酒を続けているのか、その意味を把握していなかったように思える。

彼女は小柄な美人で、知的にも聡明《そうめい》な人だった。栄養状態が不良でやつれ切っていなければ、魅力的な女性だったと思うし、普通の状態の彼女を見た人は、このような病気があることはとても信じられなかったであろう。

ただ病気が発症してからの彼女は、医者や看護師をいかに欺くかということばかりに、エネルギーを費やしていた。金森さんはひたすら飲酒をし、体重を減らすことしか考えられなくなっていたのである。

精神療法の無力さ

摂食障害は、現代的な疾患である。過去の時代においても、摂食障害に相当する症例の報告はみられているが、この疾患が本格的に注目されるようになったのは、20世紀以降のことであり、それもいわゆる先進国においてである。つまり、この病気は豊かな国の病気である。

現在の医学においては、摂食障害を改善させる薬物は存在していない。対症療法的に投薬を行うことはあるが、根本的な治療法ではない。従って、ここでは当然ながら、心理療法の出番になるはずであった。

入院患者についてのカンファレンスのときのことである。金森さんの病棟での担当医が、通常の治療ではなかなか状態が改善しないので、本格的な心理療法を導入してほしいと依頼を述べた。

ここで冒頭の話にもどるが、心理療法を専門としていた医師は、この患者は治療への意欲がないし、自分の疾患を認めていないので、心理療法の適応はないとはっきりと拒否したのであった。まさに精神分析的な「排除の論理」である。

いまだに私自身この精神分析の専門家の態度には、納得がいかない。十分な検討もしないで、あるいは実際に治療を開始しない段階であっさりと放棄してしまう姿勢には、ある意味腹立たしいものがある。

こうした心理療法家の姿勢は珍しいものではない。心理療法の過程においては多種多様なトラブルが起こりうる。たいていの場合、心理療法家は自分の手にあまる、あるいは単に問題が複雑であると感じたときに、あっさりと患者を手放してしまうことが多い。

ある米国のパーソナリティ障害の専門家のエピソードがある。彼が担当している若い女性患者が興奮状態で病院を受診し、担当医を出せと言って病院の器物を破壊した。その医師は患者に会おうともせずに、警察を呼んで彼女の身柄を一任し、以後の治療を拒絶したという。

精神分析家にも多くの治療者はいるが、長年の経験から言えば、多くの精神分析家は手のかかる厄介なケースを担当しようとしないことが多い。彼らはその理由として、患者が精神分析の適応ではないと述べるが、実際は治療を行う自信がないように見える。われわれはこういった精神療法の無力さをしっかり自覚しておくことが必要である。

第7章　精神療法のワナ

ユング派

スイス生まれの精神科医であるカール・グスタフ・ユングは、医師としての経歴を理想的な環境で開始した。ユングはスイスのバーゼル大学医学部を卒業の後、ブルクヘルツリ病院という精神科病院で勤務を開始したが、当時この病院は、精神医学の最前線に位置していた。

この病院は、ドイツ精神医学のレジェンドの一人であるオイゲン・ブロイラーが院長を務めており、さらに後に著名な精神医学者となったルートウィッヒ・ビンスワンガーも同僚として同時期に在職していた。

ユングの活躍した時代は、ドイツ精神医学がまさに開花しつつある時期で、その後現在に至るまで、精神医学の基本的なテーゼは、この時代のドイツ精神医学に由来しているものが多い。

当時の代表的な精神医学者としてまず名をあげるべきなのが、ハイデルベルク大学教授であったエミール・クレペリンである。彼は統合失調症（当時は早発性痴呆《ちほう》）と躁《そう》うつ病という二大精神病の枠づけを行ったことで知られている。

さらに統合失調症の症状と経過について詳細に論じたのが、前述したオイゲン・ブロイラーであり、彼もクレペリンと並んで精神医学史に大きな名を残した人物である。ブロイラーはユングの精神医学上の恩師ともいうべき存在であった。

ユングが活躍したのはこのような活気に満ちた精神医学の勃興《ぼっこう》期で、彼が「正統的」なドイツ精神医学の一員であったという経歴は、基礎医学の研究者から開業医となったフロイトとは大きく異なっている。さらに精神分析グループの多くがフロイトをはじめとしたユダヤ人であったのに対し、純粋なアーリア人であったユングは、その出自から大きく異なっていた。

ユングは、一度はフロイトの理論に強く傾倒し師事したにもかかわらず、後にフロイトと決別して、新たにユング派と呼ばれる学問的な集団を創設した（ユング自身は自らの学派を「分析心理学」と呼んでいるが、この名称はあまり一般的にはなっていない）。

ユングがフロイトと大きく異なっているのは、その学派の形成の仕方についてである。フロイトは弟子をとることを好み、彼の門下には数多くの医師や心理学者が集まった。ユングもその一人であった。

フロイトの弟子たちはフロイトから離反することもあったが、独自に研鑽《けんさん》を積んだものも多く、その評価はさまざまであるが、精神医学の分野にとどまらず文化面や社会科学の面においても、大きな影響力を残している。

対象関係論を唱えたメラニー・クラインや、後に新フロイト派（フロイト左派）と呼ばれたハリー・スタック・サリヴァンやフロム・ライヒマンなどもフロイトの継承者で、彼らの著作は、批判もあるが現在も読み継がれている。

さらにフロイトの思想はいわゆる「反精神医学」の理論的な基盤となり、英国のレインらの活動のバックボーンとなった。加えて、ミシェル・フーコーやラカンら現代哲学の発展にも寄与した。

一方でユング派はどうであろうか。確かに現在でもスイスのチューリッヒにユング研究所という研究と教育のための組織は存在し、ユング派研究者が心理療法家の指導にあたってはいるが、そもそもユングの後継者としてユングの理論を発展させた論客にこれといった人物はみあたらない（わが国の河合隼雄氏の活躍は出色かもしれない）。

これは、ユングが、いい意味においても、その逆においても、唯一無二の存在であったことによるためである。ユングに関する資料を読み返してみると、彼は規格外の人物であったことがよく理解できる。

ユングはある種の「超人」であったが、同時に奇妙な「症状」を持った人であり、さらに不安定で脆弱《ぜいじゃく》な人でもあった。ここでは、ユングと彼の心理学について改めてその意義を検討したい。

元型

ユング心理学には独特の概念が数多い。ここではまずユング心理学における重要な概念の一つである「元型」について検討したいが、初めにユングが考えた「心」の構造について説明をしておきたい。

ユング派における心の構造の考え方は、実は大部分がフロイト派の概念の流用であり、オリジナリティは多くない。ユングの説明では、心は階層的な構造をしていて、最も表面に近い部分が「意識」でそれ以外が「無意識」と定義されている。さらに無意識にも階層があり、表面に近い部分を「個人的無意識」、奥深い部分を「普遍的無意識（集合的無意識）」と呼んだ。

個人的無意識は文字通り個人の経験の蓄積であり、過去の個人的なエピソードなどの記憶などが貯蔵されている部分である。個人的無意識は意識との関係が強く、無意識の内容はしばしば意識化されて、個人の行動に影響を与える。この点はほぼフロイトの理論そのものであり、無意識の中に蓄積した過去の心的体験が、後に精神疾患の原因となるというフロイトの「トラウマ理論」とも一致した内容である。

一方、普遍的無意識の概念はやや難解である。フロイト理論によれば、「イド」あるいは本能と呼んだものに相当しているが、ユングはこれに新たな意味を与えた。すなわち、ヒトは種としてみなすべて共通の心的な内容を持っていると考えた。

普遍的無意識には、本能的で動物的部分も含まれているが、それにとどまらず、ユングは多くの民族に共通したある種神話的なイメージが存在すると想定した。これが「元型」である。

ユングのあげている元型の例として、「グレートマザー（大母）」という概念がある。グレートマザーは、すべてを受容し包容する大地の母としての生命的原理を表すとされている。

この他、ユングは元型として、老賢者、アニマとアニムス、トリックスターなどいくつかの心的なイメージをあげているが、いずれも神話的、あるいは神秘主義的な意味合いの強いものである。

元型が実在しているのかどうか、あるいは観念的なものに過ぎないのかという点の判断は難しい。ユングは、多くの民族において、その神話や宗教的な儀式の中に類似した心的イメージが存在していることから、元型の実在は明らかであると主張した。また人類学者のレヴィ＝ストロースが明らかにしたように、「野生の思考」が一定のパターンを持っていることも元型の考え方に通じるものがある。

もっともこれらの点は、人類が経験するさまざまな事柄やそれに対する反応は、時と場所が異なるものであったとしても、大きな違いはないというだけのことのようにも考えられる。

神話はそのベースに実在の物語が存在していることは珍しいことではないが、ヒトの人生における出来事は、どのような人種でもどのような場所においても、スケールの違いこそあれ「形式」は変わらない。

この世に生まれおち、親かあるいはその代理のものに養育され、長じては異性と交わり子孫を残す。そのプロセスの中で、時には敵と戦い、あるいは病に倒れることもある。こうした人生の「形式」は、国や身分や貧富にかかわらず、変わることはないし、それぞれの場面で生じてくる感情も共通性が大きい。

また、人の生の中で自然の驚異におののき、大地の力に強く感動することも珍しいことではないし、その中から自然の摂理を司《つかさど》る「グレートマザー」という考えが生じてくることも理解できる。

一方で、ユングの元型という概念は、魅力的な部分も持っている。ヒトは単に個別の生物として存在しているのではない。精神の深いところで、ヒト同士がつながり共有しているものがあるという考えは、宗教的な響きを持つが、救いを求める人を安心させる考えであろう。

ユングによる概念は、19世紀の「人間機械論」的な考え方、あるいは決定論的なペシミズムに対抗できるものであった。ちなみにフロイトの考え方は、19世紀的な決定論に近いもので、精神分析の実態はかけ離れたものであったが、フロイトはあくまでサイエンスにこだわった。そしてこの点が、ユングとフロイトの決定的な対立点となった。

シュピールライン

実地臨床においてフロイトは、治療に成功しないことはあったものの、極めて慎重でありまた誠実であった。一方でユングは、この点において異なる面を持っていた。これはユングが誠実な臨床家でなかったというよりも、彼の持つ精神的な不安定さ、あるいは脆弱さによるもののようだ。

若い時代のユングは、患者との関係で大きな失敗を起こした。それは、後に著名な精神療法家となったロシア人の女性、ザビーナ・シュピールラインとの恋愛問題であった。

シュピールラインは、10代後半から神経症の患者として、チューリッヒにおいてユングの治療を受けていた。彼女はユングが勤務していたブルクヘルツリ病院に入院し、退院後にはユングの外来治療を受けていたが、個人的には恋人となった。

ユングは既婚者であり、ユングとの秘密の関係によって、当時は医学生であったシュピールラインの精神状態は不安定となった。さらに彼女を誘惑したユング自身も混乱した状態に陥った。シュピールラインに愛を打ち明けたユングは、一夫多妻制を説いて妻と自分とシュピールラインの共同生活を提案したかと思えば、自責の念を抱き彼女に許しを請う手紙を出したりもした。

しかし、二人の別れは突然訪れた。シュピールラインが公のパーティーの場で「私はユング博士の愛人」と名乗る事件が起こり、スキャンダルを恐れたユングが突然手のひらを返したように冷たい態度を取ったのである。彼女は激昂《げきこう》しユングにナイフで切りつけるという事件も起こしたが、やがてユングとの関係をあきらめて身を引き静かに別れを選んだ。シュピールラインは、抜きん出て優秀な女性であった。彼女はチューリッヒ大学の医学部を卒業し、後に精神療法家となり、フロイトと親交を重ねた。彼女は外科医と結婚しベルリンなどで精神療法家として活躍したが、その後革命後の母国ロシアに帰還した。

しかしロシアでは、ユングとの辛《つら》い恋愛関係よりも、さらに不幸な未来が待っていた。スターリン時代の粛清により、彼女は弟3人を銃殺され、さらにドイツ軍の侵攻によってユダヤ系であった彼女は娘二人とともにナチスにより虐殺されたのである。

転移

精神療法家と患者の間には、密接な心的関係が生じることは周知の事実である。心理療法において、患者は数か月あるいは数年をかけて自らの心の秘密を治療者に語り続けるのであるが、このような特殊な関係が日常生活において存在することはまれである。

たとえ仲の良い夫婦や恋人同士でも、あるいは子供時代からの竹馬の友においても、隠している出来事はあるだろうし、心の秘密のすべてを告げることはできない。ところが心理療法、とくに精神分析的な心理療法においては、すべてを包み隠さずに述べることを治療の中で求められる。

このような関係性においては、治療者と患者が異性の場合に、強い感情的な密着が起きる。これが「転移」と呼ばれている現象である。治療関係にある相手に恋愛感情を持つことを「陽性転移」、逆に否定的な憎しみの感情を持つことを「陰性転移」と呼ぶが、これらは、患者の側からも治療者からも起こる。

ただし経験のある治療者は、心理療法において転移が起こることを知識としても、実感としても知っている。治療関係において転移は必ず起こるものであるが、治療の妨げになることも珍しくないため、その扱いは慎重であることが求められる。

当然ながら、治療者が患者と個人的に親しくなることは禁じられている。治療者が個人的な友人や恋人になった場合、治療者も患者の精神現象の中にとりこまれてしまうからである。

患者と治療者の双方が相手に軽い陽性転移をしている状態が、安定した治療関係であり、これは転移というよりも信頼関係と呼ぶのが適当かもしれない。一方、陰性転移も精神分析理論によれば患者の対人関係を理解するために重要な現象であるという。

つまり患者が治療者に陰性転移を持つ場合、それは過去の患者の対人関係が投影されたものだと説明されている。たとえば治療者が年配の権威的な医師だとすると、治療者に対する陰性転移は、患者が以前に同様の年配の人物に抱いた感情を投影しているというのである。

この転移に関する理論の検証はここでは割愛するが、いずれにしても転移という現象は適切に扱わないと困った事態になりかねないし、現在の日常臨床でもみられる事態である。治療関係において、治療者と患者は容易に恋愛関係になれるのであり、このことは治療そのものを危うくしてしまう。ところがこの点においてユングは大きな失敗を犯した。ここでは田中ひかる氏の翻訳書に従って、ユングとシュピールラインの「情事」の経過を振り返ってみたい（『ザビーナ・シュピールラインの悲劇』、ザビーネ・リッヘベッヒャー、岩波書店）。

ユング博士の愛人

シュピールラインはロシアの裕福な実業家の家に育った女性であった。思春期において彼女は家族との関係が不安定になったことをきっかけにして、神経症の症状を示すようになった。

シュピールラインは家族とコミュニケーションをまったくとらなくなり、話しかけられても、支離滅裂な話をしたり、両手を目の前ではたいたりした。もっともシュピールラインの弟二人も精神疾患を思わせる症状を示しており、彼女の「病気」は家族性のものであったのかもしれない。

このためシュピールラインの家族は療養と治療をしてくれる医師を求めて、ロシアからドイツを経てスイスまでたどり着き、バーゼルのブルクヘルツリ病院でユングと出会うことになった。この当時のロシアの精神医学は、まだまだ不完全な状態だったからである。

1870年に創設されたブルクヘルツリ病院は、伝統のある精神科の専門病院である。初代の院長は高名なドイツ人の学者であるベルンハルト・フォン・グッデンであった。グッデンはバイエルン王国のルートウィッヒ二世の主治医であったことが知られているが、王とともにシュタルンベルガー湖で命を落としたことが歴史の謎として今でも語られている。

1898年にブルクヘルツリ病院の院長に就任したのが、精神医学のレジェンドであるオイゲン・ブロイラーであった。ブロイラーは精神分裂病（現在の統合失調症）の概念を確立した人であったが、彼が精神医学を志したのは、姉がこの病を発症したからだと言われている。

ブロイラーは正統的な精神医学畑の出身にもかかわらず、初期のころから精神分析の概念を認めた人物でもあった。ブロイラーは精神分析の考え方に従って、統合失調症の患者が混乱の中で語る話は、まったく支離滅裂というわけではなく、その人物が送ってきた人生と関わっていると考えた。

ブルクヘルツリ病院に勤務していた時、ユングは前途有望な若手の医師であったが、まだ臨床的には経験不足であった。シュピールラインとのやり取りを見直してみると、彼の若さゆえの行動とみなせる点が多い。

ユングの生家は名家ではあったが、没落した家であり、経済的には周囲の医師と比べるとあまり余裕がなかった。さらにユングは生来、精神的な不安定さと脆弱さを持っていた。

彼の自伝の記載によれば、孤独な感情を強く持っていた少年時代のユングは、自身の中に第二の力強い人格を作り出した。この第二の人格でいる時、彼は「神と自然にしっかり結びついている、本来の人間である」と感じることができたのだという。

ユングがバーゼル大学の医学部を卒業したのは1900年のことである。卒業後ただちにブルクヘルツリ病院での採用が決定し、ユングはこの病院に勤務することとなった。彼はブロイラーから直接指導を受けることができ、まさにドイツ精神医学の王道を歩んでいた。さらに彼はブロイラーからすすめられて、フロイトの著作を読むようになった。ユングは博士論文を完成した後、１９０３年に裕福な家庭の出身であるエマと結婚した。

　ユングがシュピールラインと出会ったのは、その翌年であった。思春期特有の感情的に不安定な状態が続いていたこのロシア人の美少女が入院してきたとき、ユングは彼女に対してフロイト流の精神分析治療を試みた。これは当時としては画期的なものであった。けれども、その治療はすぐに成功したわけではなかった。シュピールラインは混乱しやすくときに興奮し、ユングとの会話が火に油を注ぐ結果になることもあった。一方でユングや他の医師と交流する中で、シュピールラインは医学に興味を持つようになった。彼女の知性の鋭さはずばぬけたものがあり、異例のことではあったが、医師たちの研究会や症例検討会に参加することが許可された。

　けれども同時期に、彼女はユングに対する感情で揺れ動いていた。シュピールラインは唐突にユングに対して理不尽な要求をすることがあった。「痛みがほしいのです。あなたがわたしのなにかとても悪いことをしてほしいのです」と懇願することも起きた。

ユングはシュピールラインの態度に当惑し、しかしまた同時に彼女に強く惹《ひ》かれていたが、医師と患者の距離は守っていた。二人の関係が恋人と呼べるものに変化したのは、9か月後にシュピールラインが退院し、さらにチューリッヒ大学の医学部に入学してからのことである。

二人の関係はシュピールラインの母親の知るところとなり、母は娘をユングから引き離そうとしたが、これはうまくいかなかった。ところが、1909年になり、ユングが妻と離婚し女性患者と結婚しようとしているという噂が流れたことにより、彼女に対するユングの態度は冷淡となった。

ユングはシュピールラインとの関係をいっさい絶つことを選んだ。しかし彼もあきらめきれてはいなかった。後にユングは彼女に対して未練たらしく次のように述べている。

「あなたに代わりうる女性と出会ったことがない。わたしが首飾りをもっていたとすれば、敬愛する多くの女性はみな真珠の一粒一粒にすぎないが、あなたはたった一つしかないメダルのような存在なのだ」

シュピールラインとアニマ

ユングの編み出した概念の中に、アニマとアニムスというものがある。これは男性の中に存在する女性性、あるいは女性の中に存在する男性性を意味するものであり、普遍的無意識に存在する元型の一つである。

ユングによれば、アニマは男性の成長につれて変化を遂げるものだという。男性にとって、自分を育てた母親の像がアニマの基本的なイメージとなる。この時期のアニマは、受容的で母性的な性質を持っている。

成長とともに、アニマは次第に性的なイメージが強くなる。けれどもこの段階を超えると、アニマは神秘的、霊的な特徴を持つようになる。聖母マリアなどのイメージである。

アニマはユング心理学の基本的な概念として広く受け入れられてきたものである。ところがわれわれが知っておく必要があるのは、このアニマの概念はシュピールラインによってインスパイアされたものであるということだ。

現実の関係の中で、シュピールラインはユングのアニマというべき存在であった。シュピールラインはユング自身と同等の高い知的水準を持ったパートナーであり、この彼女の存在によってユングはアニマの概念に思い至った。

さらに『ザビーナ』（NHK出版）の著者であるカシュテン・アルネスによれば、シュピールラインの日記の中に、後のアニマ・アニムス論の元型的な記述が存在するのだという。さらにユングの元型の一つである「影」の概念についても、シュピールラインが示唆した可能性があるらしい。

実は、シュピールラインの先見性はこれだけにとどまらなかった。フロイトはその晩年において、生の欲求であるリビドー単一説から、生（エロス）と死（タナトス）の相克が人の心理の本質であると説いたが、これはシュピールラインの初期の論文のアイデアと同一のものであった。

いずれにしろ、シュピールラインはユングにとって理想の恋人であったが、ユング自身の意思によって二人は別の道を歩むこととなった。ユングは自分の家庭と社会的地位を捨てる勇気は持っていなかった。ようやくつかんだ裕福な生活と学者としての名声を彼は手放すことができなかった。この点からは、ユングはありきたりの俗物であったと言ってもよいのかもしれない。

むしろ、恋人に裏切られたシュピールラインの生き方の方がはるかに潔かった。彼女は過去を断ち切り、医師として精神分析の研究者として名をあげた。そして革命後のロシアに帰国したのであったが、先に述べたように、過酷な時代が彼女の命まで飲み込んでしまったのである。

それからのユング

シュピールラインと別れた後のユングは、多くの著作を世に出した。ユングはフロイトや精神分析の影響から離れて、神話的、神秘的な色彩の強い独特の心理学を編み出した。錬金術、オカルティズムなど、アカデミックな領域外にあるものまで、彼は研究対象とした。この時代、ユングの名声は高まり、彼にとっては実り豊かな日々のようにもみられるが、実は消化試合のようなものであったようにも思える。

ユングの「活気のある」人生は、彼の「運命の女」であるシュピールラインを手放したときに、終わってしまったのである。シュピールラインと別れたユングは、スキャンダルを恐れてブルクヘルツリ病院を辞職し、郊外の村キャスナハットに引きこもった。そこで、彼は個人診療と著作に専念した。

このキャスナハット時代、ユングは奇書と言うべき『心理学と錬金術』をはじめとする数々の著作を執筆した。けれどもこれと同時期に彼は精神的な危機の状態にあり、一時はいわゆる引きこもりに近い状態にもなった。

シュピールラインとの別れは、ユングの精神に深刻なダメージを与えたが、それは彼が自ら決めたことでもあった。自らの持つ俗物性、卑しさをユングは悔やんだであろうが、すべては取り返しのつかないことだった。しかし彼の自伝にシュピールラインとのエピソードはまったく語られていないことを見ると、ユングは最後までシュピールラインに対して卑怯《ひきょう》であった。

ユング心理学は、ユング自身の個人的な色彩の強い内容から構成されているものが多く、シュピールラインらの交流から生まれ出た概念が多い。もちろんそのことで価値を減じられる必要はないものの、彼の著書は心理学の理論というよりも、むしろエッセイのような読み方をすべきなのかもしれない。

アダルト・チルドレン

現代の日本においても、精神分析の「子孫」とでもいうべき概念が、名前を変えて姿を現している。その一つが「アダルト・チルドレン」である。

アダルト・チルドレンという言葉はもうすっかり死語になっていると思っていたが、最近外来を受診した患者さんが「自分はアダルト・チルドレンなので」と言うのを聞いて、昔はやった流行語をふいに耳にしたときのような、ちょっと気恥ずかしいような、微笑ましいような気分になったことがあった。

この言葉は、精神科医の斎藤学《さいとうさとる》氏によって広められた言葉であるが、まったくの新造語というわけではない。この言葉は元来医学研究のための専門用語で、「アルコール依存症患者の成人に達した子供」を意味している。

欧米、特に米国においては、日本よりもはるかにアルコール依存症は重大な社会問題となっていた。親がアルコール依存症である子供たちが成長すると、さまざまな精神科的な問題行動を起こしやすいことが報告されたため、このアダルト・チルドレンという概念が提唱され、１９８０年代の後半から９０年代にかけて、多くの医学的な研究が行われた経緯があった。

日本のアダルト・チルドレン

ところがこの医学的な概念に、しだいに別の意味合いが付与されるようになった。これが日本で一般的となったアダルト・チルドレンの考え方である。前述したように、当初、アダルト・チルドレンは、アルコール依存症という遺伝的な体質を受け継いでいるという生物学的な側面が注目されていた。

ところが斎藤氏らによれば、アダルト・チルドレンは、「アルコール依存症という問題を抱えた家族の中で成長した大人」と定義され、より養育環境的な要因が強調されたのである。

つまり、アルコール依存症という問題によって様々な家族内の問題が生じ（酒乱の父親による家族に対する暴力などが古典的なものであるが、それ以外にも養育の放棄や経済的問題などがあげられる）、その中で成長した子供は心理的な欠陥や障害を持っているというのがその内容である。

斎藤氏は、一見もっともらしいこの概念を、アルコール依存症以外にも拡大して説明している。最終的には、アダルト・チルドレンとは、「親との関係で何らかのトラウマを負ったと考えている成人」と考えられるようになった（このような考え方は、米国の研究者にもみられる）。

この場合の親は、元来前提されていたアルコール依存症である必要はない。それどころか、表面的には真っ当に見える社会人の場合もありうるのである。親から何らかの心理的な外傷体験（いわゆる「トラウマ」）を受けた場合、あるいは家族間のいさかいがみられ家族の機能が十分に働かなくなった場合、これを「機能不全家族」とよび、子供がアダルト・チルドレンになると主張されたのだった。斎藤氏の著作から引用してみる。

機能不全家族とは、たとえば仕事依存で子どものことが念頭にない父親だとか、病気で突然の入院を繰り返す母親などがいる家族がこれにふくまれます。酒も飲まないし、暴力もふるわないが、やたらに厳しく、冷たくて、子どもたちが恐れおののいて口のきけない父親などというのもこれに属するでしょう。……アダルト・チルドレンの問題を、アルコール依存症者の家族の問題として限定せず、さまざまなタイプの機能不全家族のなかで生じた家族内トラウマの犠牲者に見られる後遺症という視点からとらえ直してみると、伝統的な精神医学の知識とアダルト・チルドレンという市民レベルの知恵の所産とがうまく通じ合うのではないかと思うのです。(『アダルト・チルドレンと家族』、斎藤学、学陽書房)

斎藤氏はアダルト・チルドレンの性格特徴として、以下のものをあげている。すなわち、「周囲が期待しているように振る舞おうとする」「何もしない完璧《かんぺき》主義者である」「尊大で誇大的な考えを抱えている」「『NO』が言えない」「しがみつきを愛情と混同する」「被害妄想に陥りやすい」「他人に承認されることを渇望し、さびしがる」「抑うつ的で無力感を訴える。その一方で心身症や嗜癖《しへき》行動に走りやすい」などである。

はたして斎藤氏がこのようなアダルト・チルドレンの概念を本当に信じていたのか、それともマスコミ受けを狙ったものであったのか、それはなんとも言えない。ただ明らかに言えるのは、斎藤流のアダルト・チルドレンは空疎な内容しか持たない概念であるとともに、どのような症例にも、どのような家族にでも適用が可能な危険な考え方だという点である。

みんなアダルト・チルドレン

アダルト・チルドレンの概念について、あらためて検討してみよう。冷静に考えてみれば明らかであるが、どんな家族にも多かれ少なかれ家族間の対立や葛藤《かっとう》が存在している。

親が聡明《そうめい》な人物であったとしても、性格的な問題や弱い部分は必ず存在しているし、子育ての中において子供に暴言を吐くことがまったくなかったというケースの方がまれだろう。そう考えると、斎藤氏の説によれば、すべての人間はアダルト・チルドレンであり、また多くの精神疾患の原因が機能不全家族にあると説明されてしまいかねない。うつ病になるのも、パニック発作も、あるいはアルコールや薬物に依存するのも、すべて家族関係が不良であったためだと解釈されてしまうのである。

別の視点からみると、この概念は古典的なフロイトの精神分析の焼き直し、あるいは単に言葉を変えた言い換えに過ぎない点に注意すべきである。機能不全家族によって「心の傷」が生じ、後に依存症など多くの精神症状の原因となると言っている点は、フロイト理論そのままなのである。けれども成長期に家族によってストレスを受けない個人はまず存在していないことからも、この概念が「粗雑」であることは明らかである。

それでは、「アダルト・チルドレン」であるとされた人たちは、結局はなんであったのか？　これについては、きちんとしたデータは存在していないが、いくつかの要因が関連していたと考えられる。彼らの「生きづらさ」は個人の能力（知的能力や作業能力）の問題であり、また対人関係などのコミュニケーション能力の問題である。そういった性格的な要因の他、彼らの一部は、ごく軽症の精神疾患（気分変調症や発達障害など）であった可能性もあると考えられる。

このように実体のない理論であったにもかかわらず、アダルト・チルドレンという用語は一人歩きをし、大勢の信奉者を生みだした。その理由としては、アダルト・チルドレンという概念は、病気の症状や性格の問題の原因を、すべて患者の外部にあるもの、親や他人のせいにできるということがあげられる。

これは楽な考え方で、自分に都合の悪いことはみな周囲のせいにしてしまえるのである。ただし彼らの多くは、きちんと精神科の診療を受けることはなかった。彼らの希望は、治療ではなく、自分のストーリーを聴いてもらい、受容されることだったからである。

アダルト・チルドレンのロジックによれば、うつ病やアルコール依存症になったことも、親の育て方が悪かったからと責任転嫁ができるのである。さらに精神分析とその亜流の学説では、統合失調症や自閉症などの重症の精神疾患までも、その原因は親の養育にあると堂々と主張してきた「黒」歴史が存在している。

現在の時点でアダルト・チルドレンの考えを支持する精神科の臨床医はわずかしかいないと思われるが、このような精神分析に代表される因果律的な思考は、いまだに精神医学の中で根強く残っており、親や養育者を疾患の原因として不当に非難する風潮はいまだにみられている。

第8章　精神疾患の治療法

この章では、過去の精神科における治療法について、その成り立ちや意義について振り返ってみたい。いまだに精神疾患の多くは原因不明であるが、それにもかかわらず、有効な治療法が考えられてきた歴史がある。

電気ショック療法

電気ショック療法（電気けいれん療法）は、一般の方にはあまりなじみがないだろう。あるいは、この療法は治療方法というよりも「懲罰」としてのイメージが強く、何か恐ろしいものというイメージを持っている人もいると思われる。

そもそも「けいれん発作」というものは、てんかんをはじめとして何らかの疾患の症状である。そのけいれんを人為的に起こすことによって治療効果を得るという考え方に違和感を覚える人は、専門家の中にも少なくない。さらに従来の電気ショック療法は、見た目にも残酷な印象のものであった。

実際、過去の時代においては（あるいは現在も）、電気ショック（電撃）は拷問や刑罰の手段として用いられてきた。映画やテレビドラマの中では、電気ショックによる拷問シーンがたびたび登場している。

過去の作品になるが、『リーサル・ウェポン』（リチャード・ドナー監督）という大ヒットした映画がある。メル・ギブソンが演じるマーティンは特殊部隊の経験もある優秀な刑事であったが、妻を亡くし日々の生活に疲れて自殺も考えている状態。彼は麻薬課から殺人課に異動となり、そこで相棒となる年上の刑事ロジャーと出会う。

その後、相棒となった二人の刑事は巨大な敵に立ち向かっていくが、映画の中では、麻薬組織によって彼らが拷問を受けるシーンがみられる。そこで使用されたのが、電気ショックだった。マーティンはほとんど失神するまで拷問を受けることとなった。

実際の犯罪事件においても、電気ショックが使用されたことがみられた。２００２年、福岡県において他に類を見ない犯罪事件が発覚した。北九州連続監禁殺人事件と呼ばれる事件である。

この事件の主犯である松永太《まつながふとし》は、拷問と虐待によって被害者家族のマインドコントロールを行い、精神的に支配した。さらに家族であった被害者同士において虐待を繰り返させ、殺人まで行わせた。死体の処理のために松永は被害者の身体を細かく切り刻み、長期間煮込んだ後にミキサーにかけてからトイレなどに遺棄させることも行った。

この7名もの命を奪った連続殺人は、日本の犯罪史上類を見ない残虐な事件だった。事件の詳細については、豊田正義氏の著作を参照してほしい（『消された一家』、新潮文庫）。事件の被害者たちはなぜ松永の元から逃げ出さなかったのかと疑問に思う人も多いだろう。実際、彼らが逃亡するチャンスは何度もあった。けれども松永は「電撃」による拷問を用いて被害者の自由意志を奪い、自分の意思や感情を持てないようにしてしまったのだった。

治療としての電気ショック

このように電気ショックには、暗くネガティブなイメージが付きまとっている。付け加えて言うと、かつての精神科病院においては、電気ショックを治療として施行するだけでなく、暴力行為などの問題行動を起こした患者に対して、懲罰的に用いた例もみられた。

電気ショック療法は、「電気けいれん療法」あるいは「電撃療法」とも呼ばれ、頭部に通電することによって人為的にけいれん発作を誘発させる治療法である。統合失調症などにおける興奮状態や、うつ病などにおいて希死念慮が強い状態に有効であることは確認されているが、どのようなメカニズムで効果が発現するのかは明らかになっていない。現在では主としてうつ病の治療法として使用されており、特に、希死念慮が強く自殺のリスクが切迫しているケースには、有効な治療法である。

古い時代の精神病院においては、看護者たちが担当医の指示がなくても患者を個室に隔離し、ときには数人の患者を一列に並べて「電気」をかけることも行われていた。患者が指示に従わないときには、数名で身体を押さえ込んで通電を施行した。

通電によって患者は意識を失い、けいれん発作が誘発される。けいれん発作の後には健忘が生じ、通電について記憶していない状態が生じるのが普通である。しかし完全に意識が失われないこともあり、この際には強い疼痛《とうつう》が生じ激しい恐怖感が伴うのである。

意外かもしれないが、これまでの研究においては、電気ショック療法は薬物療法よりも安全性が高く、有効性も同等かそれ以上であることが知られている。もっとも安全とはいっても、人為的にけいれん発作を起こすわけなので、骨折などの合併症が起こることはまれではなかった。

そのため最近では、麻酔医の管理の下で筋弛緩《しかん》薬を投与して、けいれんが誘発しないようにしてから電気ショックを施行する「無けいれん法」が用いられるようになってきている。この方法を用いれば、高齢者や身体的に重症の疾患が併発している人にも、施行することが可能になった。

電気ショックの歴史

電気ショック療法の歴史を振り返ってみたい。1930年代において、てんかんは統合失調症と拮抗《きっこう》関係にあり、両者は合併しにくいと信じられていたことから、「てんかん発作(けいれん発作)には精神病を予防・治療する効果があるのではないか」ということが考えられるようになった。

1934年、ハンガリーの神経病理学者であったラディスラウス・メドゥナは、長期にわたって重症の昏迷《こんめい》状態であった統合失調症患者に樟脳《しょうのう》を投与して、けいれんを誘発した。この患者は、数回のけいれんにより完全に回復したとされている。

その後、樟脳に変わってカルジアゾールを用いたけいれん誘発が行われた。この治療法にはかなりの有効性が認められたが、注射を用いてけいれんを誘発することから、患者に強い不安が生じるという欠点がみられた。

1938年、イタリアのウーゴ・ツェルレッティとルシオ・ビニーは、新しいショック療法である電気ショック療法を考案した。この治療法はかつてのインスリンショック療法などと比較しても有効性、安全性とも高く、間もなく広く普及するようになった。日本においては、1939年に九州大学の安河内五郎と向笠広次によって、初めて電気ショック療法が行われている。

以後、電気ショック療法は画期的なものとして多くの治療施設で用いられるようになった。しかし一方で、電気ショック療法が患者への威嚇や懲罰目的で使用されることがあったのも事実である。

精神病院を舞台にしたケン・キージーの小説『カッコーの巣の上で』において、主人公のマクマーフィーは最終的に危険な患者というレッテルを貼られてロボトミー手術を施行されたが、手術の以前にスタッフに反抗を続けたために、電気ショック療法を施行されていた。

ところが1950年代からみられた抗精神病薬の登場によって、電気ショック療法の施行は一時的にはかなり減少した。また患者の人権を尊重していない治療法として批判されることもあった。けれども薬物療法では効果に乏しい症例や、薬物療法を十分に施行できない高齢者において、電気ショック療法の有効性は再度見直されているのである。

欧米においては、1950年代ごろから、副作用の軽減のために、「修正型電気ショック療法」と呼ばれる筋弛緩薬、静脈麻酔薬などを用いた方法が次第に普及していった。筋弛緩薬はけいれん発作による骨折事故を減らすことを目的に、また静脈麻酔薬はこの治療法に対する患者の恐怖心を軽減させるために使用されている。日本ではこれにやや遅れて、1980年代ごろより修正型の使用が次第に一般的となってきている。

ロボトミー

精神疾患の患者の脳に外科的な手術を行って、精神症状の改善をはかる治療法を「精神外科」と総称する。精神外科の代表的な治療法が、ロボトミーである。この治療法を考案したのは、ポルトガル人の精神科医でリスボン大学教授であったエガス・モニスであった（ただしロボトミーという名称を使用したのは、米国のフリーマンである）。

1935年にモニスはリスボンのサンタ・マルタ病院において、初めてヒトを対象として、前頭葉切截術《せっさい》（ロボトミー）を施行した。対象となったのは、うつ病に罹患《りかん》していた63歳の女性であった。「切截」とは「切り離す」という意味である。

ロボトミー（lobotomy）という用語は、脳の一部である lobe（葉）を切除するという意味合いである。具体的には、頭蓋骨《ずがいこつ》に穴をあけて、「白質切断用メス」という器具を差し込み、前頭葉の神経線維の切断を行った。

モニスは医学部を卒業した後、パリのサルペトリエール病院などで神経学、精神医学の研鑽《けんさん》を積んだ。前述したように、ここは過去にフロイトも学んだこともある伝統ある病院である。リスボンにもどったモニスは、脳血管造影法を開発したことでも名が知られている。

モニスは、ジョン・フルトンとカーライル・ヤコブセンが、チンパンジーを対象とした動物実験において、前頭葉の切断を行ったところ、性格が穏やかになったという研究報告を受けて、ヒトを対象にこの手術を行ったと言われている。

この時代には重症の精神疾患とくに統合失調症に対しては適切な治療法がなく、臨床の現場は閉塞《へいそく》感に包まれていた。多くの精神病院は単なる収容施設となっており、画期的な治療法が求められていた。現代の倫理的な基準では考えられないが、モニスの考案したロボトミーは賞賛をもって迎えられた。

当時は現在のように、医療に関する倫理的な規定はほとんど存在していなかった。どのような治療を行うかは、医師の裁量にゆだねられていた。さらに治療の選択肢がわずかしかない精神疾患はある意味「匙《さじ》を投げられた」状態であり、ロボトミーなどの試みについても、明確な否定の声はあがらなかった。さらに当時は脳機能に対する考え方がかなり雑であった点も、ロボトミーが許容された理由の一つである。

モニスは1936年に、ロボトミーを行った最初の20例について報告した。対象とした患者は、うつ病、不安障害、統合失調症で、治療成績は、治癒が7例、改善7例、変化なしが6例であった。モニスはうつ病と不安障害に効果がみられたが、統合失調症には有効ではないと述べている。

モニスの最初の試みから間もなく、イタリア、ルーマニア、ブラジル、キューバ、米国においても同様の手術が施行された。後にモニスはこのロボトミーの考案者として、1949年にスイスの神経生理学者ヴァルター・ルドルフ・ヘスとともにノーベル生理学・医学賞を受賞している。

ロボトミーの普及

モニスの考案した精神外科を普及させる上で、精力的に活動したのは、米国の精神科医であるウォルター・フリーマンである。フリーマンはモニスの報告を知って間もなく、同僚の外科医ジェームズ・ワッツとともに、米国で最初のロボトミー手術を施行した。これ以後フリーマンは長年にわたり多くの精神科病院において、３０００人以上の患者にロボトミーを施行した。

この当時主流であった治療法は、いわゆる「ショック療法」であり、マラリヤによる発熱療法、インスリンショック療法、電気ショック療法などが開発され、主として統合失調症の治療法として広まりつつあった。

これらの中で、電気ショック療法は現在でも使用されているが、効果が十分ではない例もみられたため、さらに有効性の高い治療法が求められていた。こうした時期に、ロボトミーが登場したのである。

フリーマンとワッツは１９３７年までに、モニスの術式を変更し、それを「フリーマン・ワッツ式標準ロボトミー」と命名した。この方式がのちに世界中に広まることとなる。この標準ロボトミーにおいては、患者のこめかみに近い側頭部に穴をあけて細い器具を挿入し、上下に動かして脳の神経束を切断する。これを頭の両側で施行した。

フリーマンもロボトミーの効果があるのは、うつ病や不安障害と考え、統合失調症には有効でないと考えていた。これに対して、ペンシルベニアの公立病院の医師であったストレッカーは後にペンシルベニア大学の教授を務めたが、ペンシルベニア公立病院の精神外科部門において統合失調症に対して積極的にロボトミーの施行を行った。

当時の米国において、統合失調症患者の多くは、公立病院に入院していたが、ここでは長期入院者が多数を占めていた。この状況を改善するために、ストレッカーは統合失調症にロボトミーを行ったのである。この動きは間もなく全米各地に波及し、ロボトミーの対象患者は急速に拡大した。

ピューリッツァー賞を受賞した劇作家テネシー・ウィリアムズの代表作に、『ガラスの動物園』という作品がある。主人公ローラのモデルとなった、ウィリアムズの実姉は統合失調症に罹患していたが、彼女もロボトミー手術を受けたことが知られている。

ロボトミーの治療成績について、フリーマンらは200例の追跡調査の結果として、63%が改善、23%が変化なし、14%が悪化したと報告している。診断別では、うつ病、不安障害において治療成績が良かった。手術の後遺症として、抑制の欠如、他者への配慮不足など「前頭葉症候群」と呼ばれるものが報告されているが、この当時、総じてロボトミーに対する評価は悪いものではなく、興奮を示し落ち着かない状態であった患者が、物静かで穏やかになったという意見が多数を占めていた。

ロボトミーへの批判

このように一定の評価を得たロボトミーであったが、1950年代以降の向精神薬の登場によって、表舞台から姿を消すこととなった。もっとも移行期においては、薬物療法とロボトミーが併用されたケースも珍しくはなかった。米国においては1950年代の前半には年間5000例程度のロボトミーが施行されていたが、その後この数は次第に減少し、1970年代にはほとんど行われなくなった。

一方でロボトミーに対する倫理的な見地からの批判は、1970年ごろから大きいものとなった。その理由としては1960年代になると、ロボトミーが一般の精神疾患だけではなく、粗暴な患者や反社会的行動を起こしたものなどに施行されたことと関連している。社会防衛的な視点から刑務所内の受刑者にロボトミーを施行した例もあり、多くの批判を浴びた。

前述したが、1975年に公開された映画『カッコーの巣の上で』は、ロボトミーを厳しく批判する内容となっている。スタッフに反抗を続ける主人公のマクマーフィーは、電気ショック療法を施行されたが、それでも反抗は止まらない。ある時怒り狂った主人公のマクマーフィーは病棟の婦長を絞め殺しそうになったが、すぐに拘束されて連れ去られた。

数日後、額にロボトミー手術の痕をつけ、生きる屍《しかばね》のようになったマクマーフィーが戻ってきた。彼は危険で暴力性の強い患者とみなされ、ロボトミーを強制的に施行されたのだった。

日本における状況についても述べておきたい。日本において初めて精神外科の手術を行ったのは、新潟大学の教授であった中田《なかた》瑞穂《みずほ》である。外科医である中田は米国留学から帰国後の1938年に、前頭葉の切除術（ロベクトミー）を施行した。中田が手術の対象とした患者はてんかんが多く、統合失調症には治療効果が少ないと指摘している。

わが国においてロボトミーがさかんに行われるようになったのは、第二次大戦後である。まずいくつかの大学病院精神科でロボトミーが施行されたが、1949年ごろには、全国の主要な病院で行われるようになった。この流れを牽引《けんいん》したのは、松沢病院から日本医大の教授となった廣瀬《ひろせ》貞雄《さだお》である。彼の対象患者は、大部分が統合失調症であった。

米国と同様に、日本においても、1970年代になってロボトミーに関する激しい批判が行われるようになった。まず批判の矛先は、松沢病院をへて東大精神科教授となった臺《うてな》弘《ひろし》に向けられた。松沢病院時代に臺は、ロボトミー手術を受けた患者の脳組織を不当に採取し、それを研究材料に使ったと「告発」されたのである。

さらに批判の矛先は、ロボトミー手術そのものに向かった。こうした批判の背景には、当時全国的に展開されていた反体制運動の存在があげられる。精神医学の分野では、反体制運動はいわゆる「反精神医学」と結びつき、「治療」や「疾患」自体を否定するところまで及んだ。

反精神医学の旗手たちは、ロボトミーなどの精神外科は患者の人権をないがしろにする「悪」そのものであるとみなした。臺が教授を務めていた東大精神科の病棟は「過激派」の医師とスタッフによって占拠され、その後長く不正常な自主管理の状態が続くこととなった。

現在の視点から振り返ると、ロボトミーをはじめとする精神外科は、医療の暴走とまでは行かないまでも、大部分が無謀で雑な試みであった。もっとも精神科に限らず、現在標準となっている医療行為の多くは、一部の医師の「暴走」から発展したものも少なくない。

初期の予防接種はまさに人体実験そのものであったし、眼科領域における白内障の眼内レンズやレーシック手術も、当初は大いに批判されたことは記憶に新しい。しかしながら人格の基礎をなす「脳」の手術については、他の身体疾患とは異なる慎重さが必要であったことは確かである。

マラリヤ療法

かつて精神疾患、特に統合失調症は不治の病とみなされ、有効な治療法が存在しなかった。そのため今日の視点からすると、多くの奇妙な「治療法」が考案されては姿を消していった。そうした中で、様々な方法で施行されたのが、いわゆる「ショック療法」である。この治療法は、精神疾患の混乱した「脳」に強い衝撃を与えれば回復するかもしれないという、あまり根拠のない仮説から生まれたものだった。

ショック療法の中で、現在まで形を変えて生き残っているものに、先述してきた電気ショック療法があげられるが、ここでは、発熱療法の一種である「マラリヤ療法」を取り上げたい。

マラリヤはマラリヤ原虫によって発症する感染症で、熱帯から亜熱帯に広く分布している。マラリヤは断続的に出現する高熱を特徴とし、適切な治療を行わないと死に至ることもある重大な疾患である。

高熱が精神疾患を改善させるケースのあることは、ギリシア、ローマ時代から知られていた。19世紀の中盤には、腸チフスやコレラ、ジフテリアなどの感染症によって精神症状が改善したことが報告されている。

マラリヤ療法は、マラリヤに人為的に感染させ、その時に生じる高熱によって精神疾患の症状を改善させようというものである。この治療法は、オーストリアの医師ウァグナー・ヤウレックによって研究がすすめられ、彼はマラリヤ療法が「進行麻痺《まひ》」という精神疾患に有効であることを発見した。この治療法が考案された当時、進行麻痺は精神科の重要な疾患の一つであった。

進行麻痺とは、性病である梅毒の末期状態である。梅毒の病原体が脳を侵すことによって、統合失調症や認知症に似た精神症状が出現する。抗生物質が開発された現在、梅毒の治療は容易になったが、当時は治療が困難な疾患で、改善しないまま慢性に経過して死に至るケースが少なからずみられた。20世紀の初期には、精神科に入院している患者の2割あまりが進行麻痺だったというデータも残っている。

ここで進行麻痺について、説明しておきたい。進行麻痺は、梅毒の病原体である梅毒トレポネーマ（スピロヘータ）に起因する精神疾患である。進行麻痺は、梅毒感染後に数年から数十年の潜伏期を経て発病し、感染者のうち進行麻痺に進展するものは、5～10％程度と言われている。

進行麻痺の患者の脳には梅毒トレポネーマが存在し、脳実質の崩壊による脳萎縮《いしゅく》が認められる。かつて進行麻痺は治療法のない疾患であり、統合失調症、躁《そう》うつ病、てんかんと並んで、四大精神病の一つとされていた。

進行麻痺の精神症状の中心は、人格変化と知能低下である。これに加えて、躁うつ病あるいは統合失調症に類似した精神症状が出現することがみられた。進行麻痺に対して、熱により病原体の死滅をはかるマラリヤ療法は画期的な治療法であった。

マラリヤ療法の実際の方法としては、マラリヤに罹患している患者の血液を進行麻痺の患者に静脈注射する。その後、数日の潜伏期の後に発熱が始まる。40度あまりの発熱を1日おきに10回程度反復させ1クールとし、その後マラリヤの治療薬を投与する。

治療効果は、患者の50~60%で認められた。マラリヤ療法を考案したウァグナー・ヤウレックは、この治療法の開発の功績によってノーベル医学賞を受賞している。ここでは、進行麻痺に罹患してマラリヤ治療を受けたわが国有数の思想家、大川周明《おおかわしゅうめい》の経過を紹介したい。

大川周明

大川周明は戦前の思想家で、日本軍国主義を代表する国粋主義的なイデオローグとみなされてきた。大川は東京帝国大学に入学しインド哲学を専攻したが、その一方で一時はマルクス主義にも傾倒し、さらにキリスト教系の新興宗教団体に加入してインドの独立運動を支援したこともあった。

大川の活躍は多彩なものだったが、その中心は「大アジア主義」である。大川は、日本精神の復興を唱えるとともに、アジアの各地域における独立運動を積極的に支援した。

このような大川の考えは、昭和初期の陸軍中堅将校に大きな影響力を与えることになり、5・15事件では思想的な黒幕として逮捕されている。終戦後に大川は危険な思想家とみなされ、「戦犯容疑者」として軍部、政財界人とともにGHQによって逮捕された。

東京裁判は、昭和21年5月3日に始まり、2年間で審理を終了、同23年11月4日から判決申し渡しが行われた。その中で大川は、精神疾患のため免訴の扱いを受けている。

大川の「病気」が注目されたのは、公判第1日の法廷における異常行動による。大川は水色のパジャマを着用し、素足に下駄を履いて出廷した。開廷後、起訴状の朗読が始まったとき、大川が自分の席の前に腰を下ろしていた東条英機《とうじょうひでき》の禿《は》げ頭を平手でピシャリと叩《たた》き、さらに東条のメモをひったくって、もう一度叩いた。

裁判長のウェッブは休廷を宣言したが、大川はこれに抗議をするように奇声を上げたため、憲兵によって外に連れ出された。

その後の大川は、東大病院に入院し、内村東大教授らによって精神鑑定が行われた。東大病院における検査で大川は梅毒の感染が確認され、進行麻痺と診断されている。このため、同病院において1回目のマラリヤ療法を受けた。

さらに松沢病院に転院となってから二度目のマラリヤ療法を受け、その後の入院生活の中でイスラム教の聖典であるコーラン全文の翻訳を完成させた。

治療経過

東大病院において、大川が診察室に導かれると、周囲の人々に会釈することもなく無遠慮に椅子に腰を下し、なれなれしい態度で早口に多弁に話し始めた。振る舞いは傲慢《ごうまん》だったが、話しぶりは流暢《りゅうちょう》で、他人に対しては遠慮なく悪口を述べ、自分が天下第一の人物であると自任している様子だった。

彼の話は、日本語に英語、ドイツ語を縦横に交え、話題は豊富で、容易に次から次へと転換し、結論まで到達しないで他に話題が転ずることがたびたびであった。このように大川の状態は典型的な「躁《そう》状態」である。

躁状態においては、気分が爽快《そうかい》で上機嫌となり、さらに多弁多動で、話題が次々と転換する。けれども些細《ささい》な刺激に反応して不機嫌となりやすく、大川も強い言葉で反論することがみられた。さらに彼には誇大妄想もみられていた。彼は次のように述べている。

「自分は、医学博士で理学博士で工学博士だ。ノーベル賞をもう三度も貰った。テーマは古いことだから忘れて了った。原子爆弾も頭の中にチャンと出来てる」

「僕は水の上を歩くことも出来る。身体の中の空気を真空にしておけばよいのだ。キリストが水の上を歩いたのなんぞ全く楽な話さ」

このような状態の大川であったが、二度の発熱療法によって、症状は一変した。回復後に大川は、自分の状態について次のように述べている。

「酒に酔って居た様なものです。しかし酒では西郷になったり明治天皇になったりしませんでしたから酒とも少し違いますな」

「この数カ月の間、私は実に不思議な夢を見続けた。私はその夢の内容を半ば以上は明瞭に記憶している。然るにこの夢は、松沢病院に移るとほとんど同時に覚めてしまった。夢が覚めたということは、乱心が鎮まったということである」

最終的に大川は、昭和23年の春、GHQから起訴しないと通告を受けた。釈放された大川は、進行麻痺の再発もなく、また統合失調症でみられる「欠陥状態」を示すこともなく、神奈川県愛甲《あいこう》郡の自宅で静かな学究生活を送り、昭和32年に亡くなっている。

マラリヤ療法は戦後しばらくの間は施行されていたが、抗生物質の普及とともに過去の治療法となった。生命の危険が迫った状態において精神症状が目覚ましく回復することがあるとよく言われるが、臨床の現場では、そのようなケースにはしばしば遭遇する。

このマラリヤ療法も、かなり身体的なリスクの高いものであった。現在の視点からすると倫理的に問題のある治療法であるが、当時においては画期的なものであったこともまた事実である。

第9章　特異な精神症状

この章においては、さまざまな精神疾患でみられる特異な精神症状について、古典的なものから最近のものまで取り上げてみたい。

覚醒剤と精神疾患

これまで長い期間、日本における薬物依存の主役は「覚醒剤《かくせい》」であった。第二次大戦の戦時中、覚醒剤は特攻隊員の出撃前の恐怖を取り去るためや、軍需工場の従業員を寝ないで働かせるといった目的のために多量に使用されていた。

戦後、このように戦争用としてストックされていた覚醒剤が市中に一挙に出回り、一般市民から作家の坂口安吾《さかぐちあんご》などの文化人にまで幅広く乱用されることとなった。

海外でも覚醒剤の乱用は報告されているが、不思議なことに、他の薬物ほど「人気」はない。欧米においては、ハードドラッグとしては、コカインやヘロインが主流であった。特に、ヘロインなどの「麻薬」類は、長い乱用の歴史がある。

中国大陸では19世紀に麻薬類であるアヘンが大流行し、イギリスとのアヘン戦争に至ったが、隣国である日本において、その流行は限定的だった。

天然のケシから生成されるアヘン、アヘンを濃縮したモルヒネ、およびモルヒネに化学的に類似させた薬品であるヘロインを「麻薬」と呼ぶが、法律上の「麻薬」には、さらに多くの薬物が含まれる。

麻薬の乱用は強い多幸感をもたらすが、その作用は酩酊《めいてい》感が中心であり、「ダウン系」のドラッグの代表的なものである。一方で覚醒剤は興奮作用が強い「アップ系」の薬剤で、麻薬とは作用の仕方が異なっている。

覚醒剤の開発は、日本近代薬学の開祖と呼ばれる長井長義《ながいながよし》によるエフェドリンの発見（１８８５年）に始まった。この事実と関係しているのかどうかは不明であるが、覚醒剤の特性は、日本人の体質や国民性にフィットする点があるのかもしれない。

このような流れの中で、昭和20年代の後半になると、多くの覚醒剤の中毒患者が出現し、「ポン中」「ヤク中」などと呼ばれるようになった。これが覚醒剤の「第一次乱用期」である。

覚醒剤を連用すると、中毒者は統合失調症に類似した幻聴や被害妄想を生じることが多く、精神病院への入院を必要とする例も少なくなかった。時には、１回の覚醒剤の使用で精神病の症状が出現することもみられた。このように覚醒剤により引き起こされる精神病を、「覚醒剤精神病」と呼んでいる。

覚醒剤精神病においては、覚醒剤の使用を中止してからも、数週間、時には数か月にわたって病的な症状が持続することが特徴的である。つまり覚醒剤は、直接的な作用だけでなく、脳機能そのものを変化させ「精神病を作り出す」作用を持っている。

当時の覚醒剤は、違法ではなかった。市中の薬局において、ヒロポンという名前で販売されていたが、昭和29年、当局によって覚醒剤取締法が施行され、覚醒剤が違法な薬物として禁止された。これによっていったん乱用は下火となり、一時は「市場」からほとんど姿を消した。

ところが昭和50年代ごろより、覚醒剤は暴力団の資金源として取り扱われるようになり、再び多数の乱用者、依存者が生み出された。これが覚醒剤の「第二次乱用期」と呼ばれるものである。この時期、数多くの覚醒剤の乱用者が摘発された。初犯では執行猶予がつくことが多いものの、大部分が再犯を重ねて刑務所への入所を繰り返すものが後を絶たなくなった。一時は、刑務所における受刑者の約3割が覚醒剤取締法の違反者であり、女性においてはさらに比率が高率であった。

最近でも、学校の教員や公務員など「堅い」職業の人物が、覚醒剤の使用によって逮捕される事件がしばしば起きている。また、芸能人の乱用者も後を絶たない。タレントの酒井法子の事件や歌手のＡＳＫＡが逮捕された事件は記憶に新しい。

脱法ハーブ

このように覚醒剤は現在でも日本人に「愛用」されてはいるが、２０１０年ごろに、新しい主役が登場した。それが、「脱法ハーブ」、あるいは「危険ドラッグ」である。

脱法ハーブとは、乾燥させたローズマリーやジャスミンなどの植物片に依存性のある化学薬物を浸透させたものの総称である。植物片そのものに、依存性はない。

脱法ハーブには植物片の他、液体状のリキッドタイプのもの、粉末状のものなども存在する。いずれの場合も、薬事法による取締りを避けるため、「人体への摂取は絶対にしないでください」などという注意書きがなされ、表向きは、お香や芳香剤として販売されていた。

脱法ハーブに含まれている成分は多様であるが、大部分は大麻（マリファナ）や覚醒剤に類似のものである。従って、ハーブというと軽い響きに聞こえるが、脱法ハーブの使用は、中毒性の薬物を乱用していることと変わりはない。

脱法ハーブの使用法としては、大麻と同様に喫煙して用いることが多い。パイプに詰めたり、ジョイント（シガレットペーパーにハーブを乗せ紙巻タバコ風に巻いたもの）として吹かして吸い込んだりする。

これらの薬物は化学物質が特定されれば「指定薬物」、あるいは「麻薬」として取り締まることが可能である。ところが実際には、化学構造の一部を変更した新しい薬物が次々と登場し、市場に出回る状況が続いた。従って当初は多くの薬物は「合法」で、規制の対象とはならなかった。

このような脱法ハーブが出回るようになったのは、欧米において2000年代の半ばころからであった。その後、インターネットによる売買によって急速に浸透し、日本においても、2010年ごろより乱用者の増加がみられた。

脱法ハーブの使用によって、精神症状だけでなく、深刻な健康被害が報告された。大麻や覚醒剤は多量に摂取しても、身体的に重大な問題を起こすことは比較的少ないが、脱法ハーブは心毒性の強いタイプがあり、心停止から死に至る例もみられた。また脱法ハーブに関する逮捕事例の多くは、ドラッグの吸引後における交通事故であったが、一部は凶悪な事件に至っている。

脱法ハーブの副作用

脱法ハーブに含まれている成分は、大麻に類似した「合成カンナビノイド」や、覚醒剤に類似した「カチノン系化合物」が中心である。乱用者は、「ハーブ」という名前から天然の弱い作用の薬物であると誤解し、安易に使用してしまうケースも多かった。

ところが、これらの薬物の薬理作用は、思いのほか強力であった。覚醒剤精神病に類似した「精神病」の症状を示すこともまれではないが、体温調節の異常をきたし高体温をもたらす例や、不整脈を誘発し心停止から死に至ったケースもみられた。

脱法ハーブが流行する前に、一時、合法のドラッグとして流行したのがエクスタシー（MDMA）である。現在は規制の対象となっているが、やはり覚醒剤に類似した作用を持ち、強い恍惚《こうこつ》感が得られるため、広く流行した。

２００９年には、俳優の押尾学《おしおまなぶ》と共にエクスタシーを使用した女性が突然死した事件が起きた。このケースでは、押尾が同伴女性の救命処置をしなかったとして保護責任者遺棄の罪に問われ実刑判決が下された。

このような比較的新しいドラッグによる死亡事故は、欧米では90年代ごろよりひんぱんに起きていた。クラブなどの音楽イベントにおいて、ドラッグを使用した若年者が突然死するケースが頻発したのである。

米国の人気テレビドラマ『ER』においても、大学の学園祭で医学生たちがエクスタシーを乱用し、心肺停止となったエピソードが描かれていたが、こうした事故は日常茶飯事であったようだ。このような身体毒性には、「薬物の不純さ」も関係しているが、ドラッグそのものの作用が強いことも次第に明らかになっている。

エクスタシーや脱法ハーブなどと比較すると、長い歴史のある大麻や覚醒剤の方がはるかに高い安全性を持つという事実は皮肉な話である。大麻や覚醒剤を乱用するだけで、ただちに重大な身体的な疾患を生じることはかなりまれである。

大麻は諸外国でがんの痛みに対して医療用としても使用され、合法化の動きがあるように、作用は「ソフト」で依存性も比較的小さく、身体的なダメージも軽度である。また覚醒剤は「精神病を生み出す」作用は強力で重大な副作用がみられるが、身体的な離脱症状はみられず、かなりの大量を使用しても、死に至る例はまれである。

ただし覚醒剤の多剤乱用例では、死亡率が高くなる。とくにアップ系である覚醒剤とダウン系であるヘロイン類を同時に使用すると、重大な障害を招きやすい。

また前述したように、エクスタシーは強力な興奮作用を持つが、自律神経系や心臓に対する副作用が強く、突然死の報告が多数みられている。脱法ハーブにおいても、同様な身体的なハイリスクが存在している。

脱法ハーブは法律で処罰されないということで、一時覚醒剤にとってかわるくらいの流行を見せたが、その後当局の対応によって法的な規制の対象となり、２０１３年ごろより下火となっている。しかし今後も同様の薬物が形を変えて出現することが懸念されている。

脱法ハーブと精神病

山本敏一さん（仮名）は、都内の生まれで、現在31歳である。勉強嫌いで成績はよくなかったが、学校時代に特別問題を起こしたことはない。高校卒業後は電器製品の量販店に勤務したが、勤務先が閉店となり退職、その後はペットショップで働いたり、とび職を務めたりして生計を立てていた。

23歳のころからは、内装業の会社に就職し熱心に働いていた。だが3年あまりしてから疲労が重なり、「仕事で責任が持てなくなった」と言って正社員を辞め、アルバイトとして同じ会社で仕事を続けていた。

脱法ハーブと大麻を乱用するようになったのはこのころからで、次第に使用量が増えていった。脱法ハーブはインターネットによる通信販売で手に入れていた。

ある時、彼は突然千葉県内に一戸建ての住居を購入し、都内の実家と千葉を行き来する生活を送るようになった。後になって千葉に住宅を購入したのは、室内で大麻を栽培するためであったことがわかった。本人は大麻について、次のように述べている。

「ぼくは〝娘〟って呼んでいたんですけど、家で娘の世話をしていました。室内での栽培は大変で、太陽の光のように電気を調整して、成長期を開花期に移し変えて花を咲かせました。収穫した花は乾燥させて、ボロボロにしました」

その後数年間は、今まで通りに職人として仕事を続けていた。ところが30歳ごろより精神的に不安定となり、奇妙な言動が認められるようになる。

ある年の10月、山本さんは突然実家に「婚約者」と称する女性を連れて帰宅した。結婚の約束はしていたようだったが、女性は2週間ほどで突然姿を消した。この時期から、山本さんの様子はおかしくなった。独り言を活発にしていることが多く、だれかとずっと会話を続けているような様子がみられた。その2か月後、千葉の家のライフラインを止められたため、実家にもどった。仕事もしばらく前から、連絡なく休んでいた。

実家では、さらに精神的な変調が目立った。家族をきちんと認識できず、自分でアニメのキャラクターの名前をつけた複数の架空の人物と話し続けたりもした。実家では、入浴もしないでまともな会話もできず奇妙な言動を続けたため、心配した家人が医師に往診を依頼した。後に本人によれば、この当時は、毎日のように脱法ハーブの使用をしていた。

山本さんは往診医に対して、「小学生のとき、光の柱に吸い込まれて、宇宙船で手術を受けた」「八つのポールで、繰り返して手術を受けた」など荒唐無稽《むけい》な話を繰り返すことに加えて、脱法ハーブや大麻の使用を認めたため、間もなく精神科病院に入院になった。

入院して薬物を使用できなくなってからも、「プレデターが自分の近くにいる、何人ものプレデターと話をしている」「プレデターって知っていますか、こんなんですよ。シャアアア、キエエー」など奇妙な内容の話を続けるとともに、突発的に奇声をあげ、タバコの灰を飲み込むなどの異常な行動が認められた。プレデターとは、ハリウッド映画に登場する怪物である。タバコに関して、本人は次のように述べた。

「タバコは、家でも食べていた。灰皿の水や火をつける前のものは食べちゃいけないのは、わかっている。ヤバイんでしょ。でもどうしても早くニコチンを補充したくて、口に入れたんです。ぼくはタバコとしか、話ができないんです。わかってもらえますか。もうしません」

入院後は抗精神病薬の投与によって、次第に状態は安定に向かった。しかし、表面的ににこにこしていたかと思うと、急に犬の鳴き声のまねをするなどなかなか安定しなかった。病棟のスタッフと普通に会話をしていたかと思うと、念仏のようなものを唱えだす。会話にある程度のまとまりがみられても、思いついたことを次々に口にして、内容が飛ぶことが多かった。

また、「雑誌を読んでいると、変なかんぐりがある。いろいろなインスピレーションが急にわいてくる」と妄想的な症状を訴えた。急にスタッフに対して、「子供たちにぼくのしあわせをあげるよ。ぼくは十分にしあわせだから」と上機嫌に言うこともあった。個室の中で、横になりながら両手をあげて何かをつかむような動作をしたり、天井をみつめてひとり笑いをしたりすることもみられた。

山本さんの状態が安定してきたのは、入院して3週間目のことであり、薬物の影響で精神的に変調したことを理解できるようになった。2か月目に退院するときには、ほぼ通常の状態まで回復した。山本さんには長年の大麻の乱用がベースにあり、それに加えて数か月に及ぶ脱法ハーブの使用によって、興奮を伴う幻覚妄想状態が出現した。一般に大麻のみでこのような精神状態になることはまれで、この症状については、脱法ハーブの影響が大きかったと考えれる。

興奮状態の女性

もう一例、女性のケースについて述べる。大森幸子さん（仮名）は、28歳、都内にて生まれ育ち、地元の小中学校を卒業後、私立の女子高に進学した。高校生活では、あまり勉強することなく遊び歩いた。ガングロファッションで渋谷、原宿あたりを闊歩《かっぽ》したが、本格的な非行に至ることはなかった。高校卒業後は、実家の美容院を継ぐために、美容師の専門学校に入学した。

専門学校時代は楽しく過ごし、大過なく卒業した。その後は知人の美容院でしばらく働いてから、実家で仕事をするようになった。ところが実家では父親からの指導が厳しく、ストレスを感じるようになる。23歳ごろにうつ状態となり、仕事が思うようにできなくなって、自ら精神科を受診した。

大森さんは精神科クリニックと大学病院の精神科を受診したが、医師と合わないといって、短期間で通院は中断し、その後、自宅での引きこもりがちの生活となった。

脱法ハーブを使用するようになったのもこのころからだった。友人に誘われて、月に数回吸引していた。ハーブはパイプで乾燥した植物片をタバコのようにして使用していた。この時期、実家の近くのスーパーやブティックでアルバイトをしたことはあったが、いずれも長続きしなかった。

28歳の秋ごろより、脱法ハーブの使用がひんぱんとなり、ほぼ連日使用するようになった。従妹《いとこ》の結婚式の際に異様にハイテンションとなり、周囲を驚かせている。その数日後より、外に向かって叫んだり、だれもいない空間に「よく来たね、お茶を飲んで行ってね」などと話しかけたりするなど、異常な言動が認められた。

さらに深夜、興奮状態となり、自宅で物を投げたり壊したりするようになったため、ある精神科病院に入院となった。後から本人が振り返って話すことには、「暴走族が家の周りをうろうろしていた。実際に見たし、話もした。暴走族に狙われている感じがした」と述べているが、そのような事実はなく、薬物による被害妄想であったと考えられる。

入院時はほとんど会話も成立しない状態であった。髪の毛は茶色に染め、両足にペディキュアもしていたが、服装はジャージ姿で、汗でべったり汚れていた。医師やスタッフの指示に対して見当違いの方向を見つめ、無関係の話を延々と話し続けた。

医師が状態について尋ねても、「アダルトビデオの撮影中なの」とか、「しっ、静かにして」などちぐはぐな会話が目立った。どうして入院になったのか問うと、「私は、父親の言葉の暴力から逃げたくなり、昨日、練馬の路上で脱法ハーブを買って、自宅で吸いました」と言う。

入院後は抗精神病薬が投与され、数日で安定した状態に回復した。1週間ほどで個室から大部屋に移り、ホールで他の患者と談笑する姿もよくみかけた。本人は、「薬なんてもう絶対にしません。なんか寂しくて、不安で、薬、しちゃったんだよね」と反省を口にした。

「薬の付き合いの友達には、もう連絡しないでと話しました。薬を使っているときは、水しか飲んでなくて、食べられなかった。食べると気持ち悪くなった。薬は切れ目でイライラして耐えられなくて続けていたけれど、もうしません。入院してよかったです」と調子よく述べた。

やがて安定した状態が続き、一か月ほどで自宅に退院となったが、退院時に本人は、「もう絶対に薬物はやらない。将来は編集者かスタイリストになりたい」と話すのだった。

根深い妄想

ここからは薬物の使用によることなく根深い妄想がみられたケースをとりあげる。

先人の言葉を信じれば、年齢を重ねて人生経験を積むことによって、男性でも女性でも、知恵が深まりバランスのとれた判断ができるようになるはずであるが、世の中を見渡しても、これとは逆な現象が多い。大学教授や大病院の院長を務めた医師が、教養深くバランスのとれた「大人物」かというと、むしろ多くは、修羅場をかいくぐってきた「喰《く》えない」輩《やから》か、毒にも薬にもならないイエスマンが多い。

最近、ある病院の医局長をしている知人から相談を受けた。話を聞くと、その病院の元院長が、自分の子飼いのA医師を無理やり管理職に押し込もうとして困っているという。A医師は過去にその病院とトラブルを起こした曰《いわ》くつきの人物であることに加えて、専門領域も異なっているにもかかわらず、元院長は無理強いしているらしい。

このような老人の「傲慢《ごうまん》さ」は、男性の場合は、人事のごり押しや無謀な事業計画となることがあるが、高齢の女性たち、特に妻たちの場合はどうであろうか。彼女たちのテリトリーは多くの場合は家庭であるため、家庭や家族が中心的なテーマとなる。中高年の妻たちは、ときに、感情的な大爆発を起こすことがある。その暴発は若年者よりも激しく、妙に粘っこく説得力を持っている。

　彼女たちの攻撃の対象となるのは、ほとんどの場合夫や周囲の男性で、時にその攻撃は妄想と呼べるほど過剰にもなる。そうした妄想の多くは被害妄想か、性に関連した嫉妬《しっと》妄想である。ここではストーカーと夫に関する妄想にとりつかれた社長夫人のことを記したい。

　その上品な振る舞いの女性は、夫と娘につきそわれて精神科の外来を受診した。橋本美佐子さん（仮名）は50代後半の専業主婦である。近県で生まれ育ち、短大を卒業後、数年間総合商社のＯＬとして働いたが、あるアパレル会社の後継者の男性と結婚してからは、仕事はやめて経済的にも家庭的にも不自由なく暮らしていた。

　彼女の夫は父親の跡を継いで社長に就任して堅実な経営を続け、会社の業績も順調だった。橋本さんは３人の子供にも恵まれ、プチセレブの社長夫人であった。

　病院での橋本さんの訴えは、「しつこいストーカーにつけられて困っている」というものだった。彼女の話では、インターネット上のトラブルをきっかけとして、見ず知らずの男性数人からストーカー行為を受けるようになったという。彼女はこのストーカーの存在を確信していた。

橋本さんによれば、道で後をつけられたり、つばを吐きかけられたりすることもあり、ストーカーの行動がエスカレートしつつあるという。自分としては、夫も共謀していると疑っているが、家族は自分の話を信用しないばかりか、病気ではないかと決め付けているというのだった。

彼女にきっかけとなったインターネット上のトラブルについて尋ねたが、それについては詳しく話せないと口をつぐんでしまった。一方で、ストーカーについては、橋本さんは饒舌《じょうぜつ》だった。

ストーカーはあらゆるところで自分をつけ回している、集団で嫌がらせをしてくる、待ち伏せして道でぶつかってくる、ネットのBBSに誹謗中傷の書き込みをされたこともあるという。彼女はバスの中で「因縁をつけられた」と感じて、警察に相談に行ったこともあった。

夫によれば、1～2年前より、橋本さんの様子は不安定になった。はっきりしたきっかけは思い当たらないが、妻の実家は自分の家より「格下」であったため、これまでずっとプレッシャーを感じていたのが原因かもしれないと言う。

ある時急に橋本さんは、「電車の中でだれかが自分のことをじろじろと見ていた」と言い出した。夫はそれは勘違いではないかというと激しく怒り出した。娘は自分の味方と思っているようで、昼でも夜でもひんぱんに娘に長電話をしてきて、娘も仕事をしているので困りはてていた。

外来で投薬を勧めたところ、橋本さんはいやいやながら承諾をした。服薬を開始しても、すぐには彼女の状態に変化はなかった。外来受診時には、「前と同じように悪口を言ってくる人がいる、挑発してくる人がいる」と述べ、これ以上ひどくなったら警察に行こうと思っていると話すのだった。

その後も、彼女は数年間にわたり精神科の受診を継続した。当初ストーカーに対する確信は揺るぎの無いものであったが、それは数か月かけて次第に薄らいでいった。橋本さんは、中学から高校にかけておとなしい性格で、「赤面恐怖症」だったと述べた。同級生からいじめを受けたこともあり、当時から男性恐怖症の傾向がみられたという。

通院を続けてストーカーに対する訴えは少なくなってきたが、それでも夫に対する不信感は持続していた。夫は何かを隠しているに違いないと橋本さんは述べた。だが詳しい内容を聞いても、それ以上はわからないと言うだけであった。

彼女に対する夫の態度は、冷淡とは言えないまでも、かなり距離をとったものだった。

このような夫婦間の冷淡さは長い年月にわたって続いていたもので、さらにどこか妻を見下すような態度も相まって、橋本さんには夫に対する否定的な思いが、基本的な感情として大きくなっていったのかもしれない。

橋本さんは実家のある埼玉県まで、片道1時間以上の時間をかけて、認知症の症状が出始めた母親の世話をするために、週に1回のペースで通うことになった。その道すがら、駅や電車の中などでおかしな動きがあると言う。通りがかりにわざとぶつかってくる人もいる、電車の中でも、どうみても不自然な動きをする人をよくみかけるという。自宅の前で、不審な人をたびたびみかけて、相手をにらみつけたこともあった。

カギに関するトラブルもあった。自宅にいるとき夫から連絡があり、会社の社屋のカギを訪ねてきた社員に渡したが、後で夫は会社にいたことがわかり、カギを渡した理由がわからずに不審に感じた。また自分のキーホルダーからカギが抜き取られていたこともあった。真相は不明だが、彼女は夫の嫌がらせに違いないと感じていた。

通院を開始してから、自宅において「おかしな」出来事が起こることは少なくなったが、実家に行く道すがらのトラブルは変化しなかった。地下鉄の中では、いつも自分の方を見る人物がいた。無視していたほうがよいとわかっていても、2、3人から写真をとられたときには、思わず「バカ」と怒鳴ってしまった。

さらに通院を続けることによって、彼女のストーカーはほとんど姿を現さなくなった。ただ夫との関係は冷え込んだままで、以前のように激しく興奮したり怒ったりすることは少なくなったものの、家庭の中で孤立し不安感に襲われることがたびたびだった。

橋本さんにおける主な症状は、被害妄想である。「嫌がらせをされている」「後をつけられている」「常に監視されている」などがその内容であるが、本人は実体のあるものと信じこんでいた。これがエスカレートすると、「盗聴器をしかけられている」「監視カメラで見張られている」などの訴えが生じることもある。

こうした中高年で発症する「妄想状態」は過去の時代から報告があり、「パラノイア」「退行期精神病」などの名称で呼ばれていた。現在の米国精神医学会の診断基準（ＤＳＭ－５）では、「妄想性障害」と呼ばれている。妄想性障害の症状の特徴は統合失調症に類似している。

一方で両者には明確な違いが存在する。統合失調症においては、長い経過の中で、思考のまとまりが悪くなるなどの「陰性症状」や、生活がだらしなく日常生活に支障をきたす「人格水準の低下」がみられ社会適応が不良となる。一方で妄想性障害においては、妄想が存在する以外は発病前と変化がないことが多い。

恋愛妄想

次に紹介するのは、恋愛妄想を主な症状とするケースである。川口敬子《かわぐちけいこ》さん（仮名）は、一見したところ物静かな60代前半の女性である。彼女は地方都市の育ちだったが、父親が会社を経営していて経済的には不自由ない毎日を送っていた。

大学進学時に上京し、ある有名私立大学の英文科を卒業、その後は一流企業に就職して、契約関係の英文を翻訳して各部署に回す仕事を担当していた。26歳で社内恋愛の末に結婚して専業主婦となり、2子をもうけている。ここまでは、派手さはないが順調な人生だった。

ところが40代半ばになり、川口さんの人生は暗転した。夫が仕事ばかりで家庭をかえりみなかったために、夫婦間のいさかいがひんぱんになった。その結果、ついに夫が一方的に家を出ていき別居となってしまう。子供と家に残された彼女は、持ち前の英語力を生かして、通訳として働き始めた。

これをきっかけとして、川口さんのエネルギーが空転したかのように「暴発」した。彼女は、仕事上の講演会や研究会で知り合った有名な学者や大学教授に、容易に恋愛感情を抱くようになり、積極的に誘いをかけ始めた。そういう場合、彼女は相手も自分に好意を感じていると信じ込み、ひんぱんにメールなどで連絡をとろうとした。

この時期、川口さんには奇妙な行動がみられた。実際には約束をしていないのに、約束があると信じ込み、「今日は相手の男性が家に来る」と主張して料理を準備して待っていることなどが起きていた。

50代になって、川口さんは急に恐竜に興味を持つようになり、カナダの大学に留学をした。そこで知り合った米国の学者と、彼女は「恋愛関係」になったと信じこんだ。川口さんはその学者が「自分のことを仕事の助手だけでなく、パートナーとして迎え入れたいと思っている」というサインを送ってきていると信じ、彼に付きまとった。このため川口さんはストーカーとして現地警察に勾留《こうりゅう》されてしまった。

本人の言い分では、向こうからの愛情の「サイン」がすごかったのでそれに答えただけだという。もちろんそのような客観的な事実はなく、現地で裁判になり精神疾患を疑われて日本に強制帰国となった。だがその後も彼女はあきらめず、再三アメリカに行こうとして航空券を購入しては空港で止められることを繰り返した。

60代になった彼女は、都心の高級ホテルに宿泊して無銭飲食をした。このため警察に通報されたが、本人からは、「息子が来ると思っていた」「これは警察の策略だ」と不可解な言動がみられたため、精神科に入院となった。

入院時は、「豊島警察A警部の策略です」「私は正常です」と一方的な発言を繰り返す興奮状態だった。それでも投薬により次第に安定し、2か月あまりたった退院時には、「あのときは被害妄想っぽかった」「今は穏やかになりました。落ち着いて判断できるようになりました」と述べるように変化した。

川口さんの場合、主要な症状は恋愛妄想である。彼女は男性の些細《ささい》な言葉や仕草の中に勝手に好意を読み取ってしまい、それを確信してしまう。川口さんはこの恋愛妄想が昂《こう》じて、ストーカーとして逮捕もされた。診断としては妄想性障害であるが、「老い」と孤独がこのような症状のきっかけであったと考えられるケースである。

性的な妄想

60代の加藤芳江《かとうよしえ》さん（仮名）が精神科に入院したとき、彼女は「夫が娘とできているので、家に帰りたくない」と主張した。加藤さんは東京生まれの東京育ち、実家は洋服店を営んでいた。きょうだい7人中第2子長女で、真面目な子供だった。

学校時代の勉強は苦手で、全体に成績は悪かった。父親の「女はあまり勉強しなくていい」という一言もあり、中学卒業後は、定時制高校に通いながら、和裁、洋裁を習った。その後は、1年半ほど靴下製造会社で靴下にゴムを入れる仕事をしていたが、家業を手伝うために辞めている。母の死後は、実家の家事はすべて彼女が行っていた。25歳、父の知り合いだった製材業をしていた夫と見合い結婚をし、2子をもうけた。26歳で進行性の眼疾患の診断を受け、以後次第に視野狭窄《きょうさく》が進行している。現在、視力は失われていないが、点字と白杖《はくじょう》を使用している。

加藤さんに精神変調がみられたのは、30代の半ばのことである。長女と添い寝をしていた夫に対して「何をしているのか？」と尋ねて逆に怒鳴られてから、夫と長女の仲を怪しむようになった。38歳、急に精神的に不安定な状態となり、「一緒に死んでくれ」と次女の首を絞めようとしたがかなわず、縊首《いしゅ》を図るが失敗する。このころには幻聴が出現し、「日露戦争で兵隊さんがお互いに話し合っていたり、自分もその会話に加わった」という。このため精神科を初めて受診し、投薬を受けた。

40代の半ばには、希死念慮が急に強くなり、無理心中を企てて子供にサンポールを飲ませようとして拒否されたため、自らサンポールを飲んである救急病院に入院となっている。その後回復し精神的に安定した時期には、写経や読経を熱心に行うようになったが、「霊にとりつかれて」興奮状態となったことがたびたびあった。

55歳ごろより、「長女と夫ができている」とひんぱんに口にするようになった。この妄想は、長女が家を出てからも、変化なく持続していた。58歳時、障害年金を受給していることを気に病むようになり、自分は不正にお金を受け取っていると信じ込んで不安定となり、大量服薬をして自殺をはかった。

59歳ごろからは夫が友人の男性二人とひんぱんに競馬に行くことを不審がり、夫と彼らが「性的な関係」にあると勘ぐるようになった。さらに、次女が出したゴミを漁《あさ》っていた所を夫に注意されたことをきっかけにして、嫉妬の対象は次女に移った。

外来受診時には、「目が見えにくくなってきて人を疑うようになっている」「夫に目薬に毒を入れていると言ってしまう」などと述べている。こうした発言からすると、自らに精神変調がみられることをある程度自覚していたようである。

けれども体調の悪化に伴い、嫉妬妄想が活発になり、身体的な愁訴も増悪した。「舌がしびれる。娘が毒を入れた」と騒ぐこともあった。内科の医師より、「あなたはうつ病だ」と言われてショックを受け、「うつ病と言われてもうだめだ」「家族にだまされている」という遺書を書いた後、76万円を持って家出をしようとした。家族より制止されたが「迷惑かけたから飛び降りて死ぬ」と泣きながら話すため、そのまま精神科に入院となった。入院すると状態は安定化し、嫉妬妄想に対して、「家に帰るとつい疑ってしまう。だめな母親だ」と客観的な発言も認められるようになった。

加藤さんは1か月あまりで退院となったが、退院後はすぐに入院前と変わりない状態となり、夜中に起き出して夫のところへ行き濡《ぬ》れタオルを指差して「昼間私のいない間にセックスしてそれで拭《ふ》いたのだろう」と決め付け、「何かしたでしょ」と次女に喰ってかかるようになった。

このため再度精神科に入院となった。入院時には、身なりは整っており、視野が狭いためか覗《のぞ》き込むようにして話す。しぶしぶ入院を承諾したが、思い込みが強くて了解が悪く説明に時間を要した。入院後は多少の動揺はみられたが、比較的速やかに嫉妬妄想などの病的な症状は消退している。

一般に視覚、聴覚などが低下した人の場合幻聴や迫害妄想のような症状が出現しやすいと言われている。視覚という感覚が遮断されて外界との接触が減った場合、この女性のような妄想反応は十分起こり得るであろう。診断的には、加藤さんの場合も妄想性障害に当てはまっているが、症状の内容からは、「性」への妄執と孤独がこのような症状の出現に関連しているように考えられる。

ギャンブル依存症の頻度

ＩＲに反対する人びとが指摘するのが、ギャンブル依存症の問題である。日経ビジネスオンラインの読者を対象とした「ＩＲに関する意識調査」（２０１４年）においては、ＩＲ導入のデメリットとして「ギャンブル依存症が増加する」をあげている人が58・１％に達している。

ＩＲにカジノを設置する際には、シンガポールなど先行する諸外国ではギャンブル依存症への対策を併せて行っているが、対策が後手に回った韓国では依存症の増加が社会問題化した。公営ギャンブル以外のギャンブルが違法とされている日本では、ギャンブル依存症の実態把握と対策が立ち後れているのが現状である。

日本におけるギャンブル依存症の実態とはどのようなものなのか。ある調査においては、日本におけるギャンブル依存症の有病率は男性で９・６％、女性で１・６％と報告されている。男女合わせて1～2％と言われる諸外国と比べると際立って高いものとなっている。この数字は、２０１０年に公表された『わが国における飲酒の実態ならびに飲酒に関連する生活習慣病、公衆衛生上の諸問題とその対策に関する総合的研究』という報告書（厚生労働科学研究費補助金による研究報告書、主任研究者は慶應義塾大学名誉教授の石井裕正《いしいひろまさ》氏）が出典である。

この研究は成人人口から抽出した７５００名から面接および自記式からなる調査票を用いた調査を行い、４１２３名から回答を得た。「自記式からなる調査票」とは要するにアンケート調査で、直接面接と比べると信頼性は低いと考えられ、今後方法を改めて検証する必要がある。

一方、東京都が２０２２年に行ったギャンブル依存症に対する意識調査（未発表データ）においては、参加した３２００人の都民において、「自分がギャンブル等依存症ではないかと思ったことはありますか？」という問に対して、「ある」が2・7％、「時々ある」が4・9％という回答が得られた。また同じ調査で、「家族や友人等身近な人がギャンブル等依存症ではないかと思ったことはありますか」という問には、12・6％が「ある」と答えている。

このような結果から考えると日本におけるギャンブル依存症の有病率は、思ったより高率であるのかもしれない。その場合には、パチンコなどに対するアクセスのしやすさ、あるいはアクセスの制限がほとんどないことが関連していると考えられる。

けれども、統合失調症などの他の精神疾患のわが国における有病率は諸外国とさほど変わらないことを考えると、ギャンブル依存症だけが突出して高いのは不自然であり、現実には日本でも有病率は、諸外国と同じ水準であると考えるのが妥当であろう。

ギャンブル依存症とは

そもそもギャンブル依存症はどのように定義されているのだろうか。精神疾患の定義の多くは、アメリカ精神医学会による『精神障害の診断・統計マニュアル（DSM）』を基準にしている。

DSMの最新版であるDSM-5では、ギャンブル依存症は「ギャンブル障害」と呼ばれており、診断基準9項目のうち4項目以上が当てはまり、それが躁《そう》状態（躁病エピソード）などでは説明できない場合、「ギャンブル障害」と定義されている。これまで依存症ではアルコールやニコチンといった化学物質に対するものが中心であったが、ギャンブルという化学物質以外のものにも依存症が成立することが、診断基準上も初めて認められた。

表　ギャンブル依存症／ギャンブル障害（Gambling Disorder）

A．臨床的に意味のある機能障害または苦痛を引き起こすに至る持続的かつ反復性の問題賭博《とばく》行動で、その人が過去12カ月間に以下のうち4つ（またはそれ以上）を示している。

（1）興奮を得たいがために、掛け金の額を増やして賭博をする欲求

（2）賭博をするのを中断したり、または中止したりすると落ち着かなくなる、またはいらだつ

（3）賭博をするのを制限する、減らす、または中止するなどの努力を繰り返し成功しなかったことがある

（4）しばしば賭博に心を奪われている（例：過去の賭博を再体験すること、ハンディをつけること、または次の賭《か》けの計画を立てること、賭博をするための金銭を得る方法を考えること、を絶えず考えている）

（5）苦痛の気分（例：無気力、罪悪感、不安、抑うつ）のときに、賭博をすることが

多い

(6)賭博で金をすった後、別の日にそれを取り戻しに帰ってくることが多い(失った金を〝深追いする〟)

(7)賭博へののめり込みを隠すために、嘘をつく

(8)賭博のために、重要な人間関係、仕事、教育、または職業上の機会を危険にさらし、または失ったことがある

(9)賭博によって引き起こされた絶望的な経済状態を免れるために、他人に金を出してくれるよう頼む

B. その賭博行為は、躁病エピソードではうまく説明されない

どのようなメカニズムでギャンブル依存症は成立するのだろうか。ギャンブルへの嗜好《しこう》性は人間誰しも持っている。古代エジプト、古代ローマの時代から賭け事は広く行われていたし、わが国でも、律令《りつりょう》時代から記載がみられ、ギャンブルで身をもちくずした貴族が存在している。賭け事をしたいという単なる嗜好性が依存症に発展する過程には、脳内での生理的な変化が関わっている。もっとも大きな変化はドーパミン系に生じることが示さ

れている。

ドーパミンとは、脳内で快楽をもたらす報酬系に関連する神経伝達物質の一種である。依存症の成立にはドーパミンによる〝悪い学習〟が関わっている。ギャンブルで勝って興奮すると、ドーパミン系が活性化されて快楽という報酬が得られる。この〝悪い学習〟が続くとドーパミン系が常に活性化された状態へと変化し、ギャンブルがもたらす快楽に依存して離れられなくなる。このメカニズムは覚醒剤や危険ドラッグなどの薬物依存と類似のものである。

ドーパミンが欠落するとパーキンソン病という病気が起こるが、抗パーキンソン病薬を投与するとドーパミンが増えてギャンブル依存症が発症する例があるという研究も報告されている。つまり、ギャンブル依存症には、本人の「心がけ」の問題だけではなく、生物学的なメカニズムが存在しているのである。

賭け事に対する嗜好性は多くの人にあるもので、ギャンブル依存症は誰でもなる可能性がある。中でもアルコール依存症やうつ病の人は、ギャンブル依存症になりやすいことが知られている。さらに発達障害の一つであるＡＤＨＤも、ギャンブル依存症をきたしやすい。

依存症の治療

ギャンブル依存症の治療については、特効薬は存在していない。その点はアルコール依存症、危険ドラッグや覚醒剤といった薬物依存と同じ状況である。

依存症においては、一時的にギャンブルから遠ざかったり、アルコールや薬物の薬効が身体から消えたりしたとしても、ギャンブル、アルコール、薬物を使ったという体験はずっと残っている。脳の中に依存の回路がある限り、依存症から脱するのは残念ながら難しい。

日本では、アルコール依存症以外の薬物依存の治療はかなり遅れている。たとえば、覚醒剤取締法違反で逮捕されても、罰を与えて刑務所へ入れるだけの対応が一般的であり、治療らしい治療も行われないうちに釈放されてしまうため、再犯を繰り返すことが多い。一方でオランダなどでは、覚醒剤などの禁止薬物で逮捕されると刑務所へ入るか、更生施設でリハビリするかが選べるようになっている。

ギャンブル依存症の治療においては、専門知識を持つ医師のいる精神科や心療内科に通院するとともに、ＧＡ（ギャンブラーズ・アノニマス）などと呼ばれる自助グループでの治療が重要である。ＧＡでは同じ悩みを持つ仲間が集まり、互いに助け合いながらグループカウンセリングを行うのが一般的である。現在でもＮＰＯ法人などのＧＡを中心とした更生を試みているが、今後はこうした試みに対する公的な支援も整備することが重要である。

どんな対策を施しても、ギャンブル依存症の発生をゼロにはできない。依存症は一定の頻度で発生するという前提に立ち、発生した依存症をうまくコントロールする仕組みを作ることが重要である。そのためには、ギャンブル依存症が精神疾患の一つであり、治療が必要であるという社会的な認知度を高める必要がある。

またギャンブルについては、入場料を徴収したり、ドレスコードを設けたりすることで、依存症のリスクがある人のアクセスを制限する制度も必要となる。さらに依存症の兆候が見受けられる人に対しては、カジノ事業者が連携してアクセスが制限できる仕組みを作ることも重要になってくる。

発達障害の流行

この章の最後には、最近の流行《はや》りの「病」である成人における発達障害について述べておきたい。この10年あまり、発達障害、特に成人期の発達障害について、一般の人たちにおいても、医療関係者の中でも注目が集まっている。かつて児童や思春期の疾患と考えられていた発達障害は、実は成人になっても症状が持続することが明らかになり、教育や行政、あるいは職場における対応が求められているが、制度面でも現場においても後手に回っている。

医療施設は、発達障害について適切な診断や治療をすべきであるが、残念ながら発達障害について十分な知識を持っている医療関係者は限られている。精神科の病院やクリニックを受診しても、専門ではないと断られることも珍しくないし、不完全で誤った診断と治療が行われているケースも多い。

発達障害とは、生まれながらの脳機能の偏りがみられる疾患の総称である。個別の疾患ごとに、それぞれの特徴を持っている。当事者においては、何らかの特性を持ちながらも通常の社会生活を送っている人たちが大部分であり、疾患や障害というよりも「個性」というのが適当な場合も多い。

多くの人が誤解をしている点としては、まず、「発達障害」という疾患が存在すると考えているケースが多いことである。発達障害というのは単なる総称に過ぎない。代表的なものがＡＳＤとＡＤＨＤであるが、発達障害は、この二つ以外にもさまざまな疾患を含んでいる。マスコミなどの記事やテレビ番組においては、すべての疾患をまとめて「発達障害」と表現することがあるが、これは誤解を招きやすい。

またよくみられる誤解として、「大人の発達障害」「成人期の発達障害」という言い方から、発達障害が大人になってから発症すると認識している方がいることである。実際には、発達障害は生まれつきのものであり、思春期や大人になって発症することはない。また発達障害の症状は進行するものでなく、長年にわたって、同じ症状、特性が続くことが普通である。

成人の発達障害においては、成人になって初めて病院を受診したケースがほとんどを占めている。これは成人になって発症したというわけではなく、こういった患者さんたちは、症状が軽症であることに加えて、知的に正常かそれ以上であったため、就職するまで発達障害に気がつかれなかったのである。

ＡＳＤの過剰診断

発達障害については、もう一点、重大な誤解がある。それは、ＡＳＤの過剰診断である。過去の児童精神科、小児科の医療においては、軽症の発達障害がほとんど扱われてこなかった。その対象は多くは自閉症が中心で、精神症状や行動の障害が重症のケースが多く、大半は知的障害を伴っていた。

ところが現在、発達障害のために外来を受診している成人の大部分は軽症で、知的障害はみられないか、むしろ高い知能を持っている。つまりかつて児童精神科などで診療を受けていた患者さんと、現在受診をしている人たちは、同じ発達障害といっても、大部分は異なった患者層なのである。

さらに重要であるのは、一般的にも、医療者にも、誤解されている点として、「発達障害と言えば自閉症やアスペルガー症候群」という「診断のバイアス」があげられる。ジャーナリズムだけでなく、医療現場においても、ASDへの過剰診断が日常的になっている。この原因としては、一つには、担当する医師の経験不足、あるいは知識不足があげられる。また前述したように、児童精神科などにおける発達障害の診療は、自閉症などのASDを中心にしてきた歴史がある。精神科領域においても、あるいは教育分野においても、多くの臨床家や研究者の関心はASDに向いており、現在でもこの状況に大きな変化はない。このような背景も、ASDの過剰診断のベースになっている。

ＡＤＨＤとＡＳＤの類似性

診断基準では異なっているが、臨床においては、ＡＤＨＤとＡＳＤは症状面における類似性が大きく、両者の区別が困難なケースも少なくない。その中には、両者が併存していると考えられる例もみられるが、単に見かけ上類似していると考えられるケースも少なくない。この点によって、診断や治療を難しくしている場合がある。

ここでは、両疾患で共通してみられる行動上の特徴に関して、それぞれの疾患の特性から解釈を行ってみよう。

日常生活や仕事において、毎日必ずしなければならないことは少なからずある。たとえば、出社時に会社でタイムカードを押すことなどがあげられる。ＡＤＨＤでは、タイムカードの押し忘れは、不注意に起因するものであるが、ＡＳＤでは、この行動が社会的に重要であるという認識が欠けているために起こることがある。

発達障害の患者では、周囲にかまわず一方的に自分の考えを主張したり、興味のある分野の話ばかりする人がしばしばみられる。ＡＤＨＤにおいては、これは衝動性の表れであり、思いついた事を言わずにおられない。一方、ＡＳＤでは、自分が自由勝手に話をしていいのかどうか、状況を認識できていないために起こることが多い。

さらに、発達障害の人の話の内容は説明不足で、話題が飛ぶことがよくみられる。ADHDにおいては、衝動性の結果起こるものであり、一足飛びに説明しようとするため話が飛躍しやすい。ASDにおいては、話をしている相手が理解しているかどうか考慮しようとしないので、テーマからはずれた内容が含まれやすい。

また、「順番や会話に割り込む」などの他の人に配慮しない行動パターンは、ADHDでもASDでもしばしばみられる。ADHDでは我慢できなかったり、待てなかったりするためである一方、ASDにおいては、他者への意識の希薄さから、勝手な行動をとりやすい。

発達障害の当事者は、対人関係に障害がある一方、他者と必要以上になれなれしかったり、「距離」が近かったりすることがある。ADHDの人は、元来ひとなつっこく、あどけない行動をとることが多いが、ASDにおいては、社会的な距離間がわからずに、必要以上になれなれしく接することが起こることがある。

さらに衝動的な問題行動についてはは本来はADHDの基本的な症状であるが、ASDにおいてもまれではない。これはASDの当事者が言語的なコミュニケーションを苦手としているため、やむを得ず衝動的な行動で自らの意思を表現していると考えられるケースが多い。

おわりに

18世紀の数学者で物理学者でもあったピエール・シモン・ラプラスは、今日のメートル法の基盤を確立したことやラプラス変換などで知られる著名人であるが、彼が因果律に基づく決定論について述べる中で想定された超越的な存在は、後に「ラプラスの悪魔」と呼ばれることとなった。

ラプラスは著書の中で、もしもある瞬間における全ての物質の状態（位置と速度）とその物質に作用しているすべての力を把握できる知性（「ラプラスの悪魔」）が存在するとすれば、この知性にとって不確実なことは何もなくなり、未来も過去同様に見通せるだろうと述べている。

ラプラスの悪魔は、宇宙のあらゆる事象を把握し、未来の出来事のすべてを知る存在と想定された。この因果律に基づく思想は、フランスの哲学者で、医師でもあったラ・メトリーの「人間機械論」などの流れをくむものであるが、19世紀の「後継者」たちによって強固なものとなった。それは、社会経済と政治の分野におけるマルクス主義であり、精神医学、心理学におけるフロイトとその後継者たちによる精神分析である。

マルクス主義も精神分析もそれぞれ独自に発展したものであるが、基本的な思想に共通性や重なりがみられた。マルクスの唯物史観においては、社会的構造は社会の持つ物質的条件や生産力の発展に規定されるとともに、精神とは物質のもたらす機能で、「物質」が本来的、根源的な存在であるとみなされた。

この考え方は、フロイト理論においても共通している。フロイトにとって精神分析は「自然科学」であり、脳神経の機能がすべて解明されれば、人の精神の働きや精神疾患の成り立ちについて、完全に説明が可能になると彼は信じていた。

改めて言うまでもないことだが、マルクス主義を理想とした社会は現実の世界で無残な失敗に終わったのと同様に、フロイト流の精神分析も、実地臨床において有効性はなく、現在ほとんど実践されることはなくなっている。

けれども、いまだにフロイトには少なくない信奉者がみられ、一見したところ精神分析と関連しないように見えるものの、フロイト理論に基づいて構築された「サイコバブル」的な概念がひんぱんにジャーナリズムをにぎわしている。本文でもふれたが、「アダルト・チルドレン」、「ＨＳＰ」といった概念は、その代表的なものである。
不確定性原理によって物理学における「ラプラスの悪魔」は論破されたにもかかわらず、心理学や精神科臨床の世界において、ニュートン力学の世界観であるフロイトとその追随者たちのロジックが、いまだに力を持っているのは不思議なことである。

法律と行政のシステムによって裏付けられた閉鎖的な施設において、不祥事やトラブルが頻発している。刑務所などの矯正施設や警察署の取り調べ空間がそれにあたるし、入管の収容施設や精神科病院、障害者や老人関係の施設においても同様の問題が存在している。特に重要であるのは、医療に関するものである。

２０２１年３月に、名古屋出入国在留管理局の施設で、スリランカ人女性ウィシュマ・サンダマリさんが死亡した事件を記憶している方も多いことと思う。ウィシュマさんは在留期間が過ぎた２０２０年８月に名古屋入管に収容されたが、２０２１年１月ごろから嘔《おう》吐《と》を繰り返すなど体調が悪化し、必要な医療処置を受けることのないまま同年の３月に死亡した。

拘置所や刑務所などでも、同様のケースがみられている。２０２１年には、噴霧乾燥機を不正に輸出したとして逮捕勾留《こうりゅう》中であった機械製造会社の幹部社員の胃がんが悪化し、早急な治療を求めたものの検察がこれになかなか応じず、数か月後に外部の病院に入院した時点ではすでに手遅れで、間もなく死亡するという「事件」が起きた（この不正輸出事件はそもそも冤罪《えんざい》であったとして、現在損害賠償を求める訴訟を提起している）。

このような事態に対して、人命軽視であると施設側は厳しく非難されている。けれども施設や担当職員を一方的に批判しても解決にはつながらないし、同じような事件が繰り返して起きているのが実際である。というのは、こういった問題が起こる背景は構造的、制度的な側面が大きいため、適切な対応をとるには「システム」の大きな変更を必要とするが、行政側がそれをしようとはしないことが多いからである。

矯正施設や司法関連機関から、病院への移送は困難なことが多い。そもそもこういった状況についての対応策を事前に検討していないことが多いため、現場の職員がどう動いていいのかわからず、何もしないで傍観することになりやすい。さらにこのようなケースを大部分の病院は受け入れないし、移送の許可を得るための手続きも複雑なのである。

精神科病院においても同様の事態がしばしば起きている。第1章においても述べたが、入院患者における身体合併症治療は、しばしば重大な問題となる。精神症状が安定していれば一般病院への転院は比較的容易であるが、本人に自分が病気であるという認識がない場合、治療の必要性を理解していない場合、さらに精神症状が重症で一般病棟での管理が困難な場合などにおいては、転院先がみつからないことはひんぱんにみられる。

第4章では、最近の精神科病院での出来事を記した。新型コロナ感染症に罹患《りかん》した認知症の患者において、肺炎の症状があり、酸素飽和度の低下がみられたため、担当医は日頃から交流のある近隣の総合病院に転院を依頼した。その総合病院は地域の中核病院で、コロナ病床も持っていたが、精神科の診療はしていなかった。

総合病院からの回答は、冷ややかなものだった。精神疾患の対応は原則していないが精神科のナースを24時間体制で派遣してもらえれば検討するという内容であった。これはコロナの感染によって職員の病欠者の多い精神科病院にとっては無理な注文で、患者の転院はできなかった。病院だけでなく、老人ホームや老健などにおいても、同様のケースが数多く存在している。

こうした治療の「拒否」や精神科患者への「無視」は、今にはじまったことではない。自らの経験になるが、ある大学病院のERから依頼のあった「統合失調症で興奮状態」にあるという患者は、精神科に入院した際に頭部CT検査を行ったところ、脳出血による血《けつ》腫《しゅ》がみられた。統合失調症というのは誤診だったのである。このケースの場合は、大学病院のＥＲでＣＴ検査を行えばよかったわけだが、精神症状が不安定というだけで検査を行ってもらえなかったのである。

こういった事例を何度か経験していく中で、精神病院の医師やスタッフには、あきらめの気持ちが強くなり、身体合併症がみられるケースにおいても、他院に依頼してもどうせ断られるからと思い、できるだけ内部で対応するようになってしまう。このため手遅れになるまで放置に近い状態となっているケースが、現在でも散見する。先に述べた名古屋入管のケースにおいても、入管側の対応に問題があったことは明らかであるが、そもそも外部の病院に入院させること自体が容易でなかったと考えられる。

精神科病院や刑務所などは、一般社会から心理的に遠く離れた所に存在する「番外地」とみなされているのかもしれない。そこに存在する人たちは、異界の住人であり、外の世界からみれば「まつろわぬ」人たちとなる。日本社会においては、彼らに対する扱いは、特別なものであっても問題がないという認識が存在しているように思える。たとえば、精神科患者であるから、あるいは入管にいる外国人だから、通常の医療が受けられなくても仕方がない、といった意識である。

精神科病院についても、種々の収容施設についても、批判するべき点は多いし、また批判しやすい存在である。情報をオープンにすることがまず求められるが、こういった施設や組織は必要悪ではなく必要不可欠な存在であり、そこに収容されている人々は普通の市井の人たちであることをジャーナリズムや一般の人々が認識することがまず求められる。

本稿の執筆にあたり、株式会社ＫＡＤＯＫＡＷＡ出版事業グループの大林哲也氏に貴重な助言と励ましを頂きました。ここに感謝の意をお伝えいたします。

岩波 明（いわなみ・あきら）
1959年、神奈川県生まれ。精神科医、医学博士。東京大学医学部卒業後、東京都立松沢病院、東大病院精神科などを経て、昭和大学医学部精神医学講座主任教授、同大学附属烏山病院病院長。発達障害の臨床研究、統合失調症の認知機能障害、精神疾患と犯罪などを主な研究分野としている。著書に『うつ病――まだ語られていない真実』（ちくま新書）、『発達障害』（文春新書）、『精神鑑定はなぜ間違えるのか？　再考 昭和・平成の凶悪犯罪』（光文社新書）、『発達障害はなぜ誤診されるのか』（新潮選書）、『精神疾患』（角川ソフィア文庫）、『増補改訂版　誤解だらけの発達障害』（宝島社新書）などがある。

精神《せいしん》医療《いりょう》の現実《げんじつ》

岩波《いわなみ》 明《あきら》

2023 年 2 月 10 日　初版発行

発行者　山下直久
発　行　株式会社KADOKAWA
〒 102-8177　東京都千代田区富士見 2-13-3
電話　0570-002-301（ナビダイヤル）

装 丁 者　緒方修一（ラーフイン・ワークショップ）
ロゴデザイン　good design company
オビデザイン　Zapp!　白金正之
印 刷 所　株式会社暁印刷
製 本 所　本間製本株式会社

角川新書
　ISBN978-4-04-082389-8 C0247